# 四肢肌骨超声彩色图解教程

Atlas of Musculoskeletal Ultrasound of the Extremities

# 注　意

　　对于本出版物中描述的程序和实践，读者应以符合适用于每种具体情况的专业标准的方式实施。本出版物著者已尽一切努力去确认所提供资料的准确性以及正确地将其与普遍接受的做法联系起来。本出版物著者、编辑和出版者对出版物所述内容之错误或所带来的后果不承担责任。本出版物或其提供的信息没有明示或暗示的保证。本出版物已注意确保药物和剂量选择符合目前接受／推荐的做法，可能会讨论药品的标签外用途。由于持续的研究、政府政策和法规的变化以及药物反应和相互作用的各种影响，建议读者仔细阅读每种药物生产厂商提供的所有资料和文献，尤其是新的或不常用的资料和文献。本出版物中所述的一些药物或设备已获得美国食品和药品监督管理局（FDA）的许可，可在限定的研究情况下使用。在使用任何药物或设备之前，读者都应确定其 FDA 的许可状态。本出版物对特定公司或产品的任何评论或提及并不意味着著者或出版商的认可。

# 四肢肌骨超声彩色图解教程

## Atlas of Musculoskeletal Ultrasound of the Extremities

原　著　Mohini Rawat

主　译　王健全　肖　京　黄红拾

主　审　敖英芳　朱立国

副主译　饶　毅

北京大学医学出版社

Peking University Medical Press

SIZHI JIGU CHAOSHENG CAISE TUJIE JIAOCHENG

### 图书在版编目（CIP）数据

四肢肌骨超声彩色图解教程 /（美）莫希尼·拉瓦特
(Mohini Rawat) 原著；王健全，肖京，黄红拾主译 . – 北京：
北京大学医学出版社 , 2021.11

书名原文 : Atlas of Musculoskeletal Ultrasound
of the Extremities
ISBN 978-7-5659-1600-7

Ⅰ . ①四… Ⅱ . ①莫… ②王… ③肖… ④黄… Ⅲ . ①四肢—
肌肉疾病—超声波诊断—图解②四肢骨—骨疾病—超声波
诊断—图解 Ⅳ . ① R680.4-64

中国版本图书馆 CIP 数据核字 (2021) 第 206733 号

北京市版权局著作权合同登记号：图字：01-2021-5764

Atlas of Musculoskeletal Ultrasound of the Extremities, Mohini Rawat
ISBN: 9781630916022
The original English work has been published by SLACK, Inc.
Thorofare, New Jersey, USA
Copyright © 2021 by SLACK Incorporated. All right reserved.

Authorised translation from the English language edition published by SLACK, INC.

Simplified Chinese translation copyright © 2021 by Peking University Medical Press.
All rights reserved.

### 四肢肌骨超声彩色图解教程

主　　译：王健全　肖　京　黄红拾
出版发行：北京大学医学出版社
地　　址：（100191）北京市海淀区学院路 38 号　北京大学医学部院内
电　　话：发行部 010-82802230；图书邮购 010-82802495
网　　址：http : //www.pumpress.com.cn
E － mail：booksale@bjmu.edu.cn
印　　刷：北京金康利印刷有限公司
经　　销：新华书店
责任编辑：马联华　　责任校对：靳新强　　责任印制：李　啸
开　　本：787 mm × 1092 mm　1/16　　印张：18　字数：450 千字
版　　次：2021 年 11 月第 1 版　2021 年 11 月第 1 次印刷
书　　号：ISBN 978-7-5659-1600-7
定　　价：200.00 元
版权所有，违者必究
（凡属质量问题请与本社发行部联系退换）

# 译校者名单

**主　译**　王健全　肖　京　黄红拾

**主　审**　敖英芳　朱立国

**副主译**　饶　毅

**译校者**（按姓氏汉语拼音排序）

敖英芳　北京大学第三医院

曹晶焱　中国中医科学院西苑医院

黄红拾　北京大学第三医院

刘振龙　北京大学第三医院

皮彦斌　北京大学第三医院

饶　毅　中国中医科学院西苑医院

邵振兴　北京大学第三医院

史尉利　北京大学第三医院

王健全　北京大学第三医院

肖　京　中国中医科学院西苑医院

朱立国　中国中医科学院望京医院

**策划**　黄大海

# 主 译 简 介

王健全，主任医师，北京大学第三医院副院长，运动医学科主任。

现任中华医学会运动医疗分会副主任委员、脊柱与骨盆学组组长，中华医学会骨科分会关节镜学组全国委员，中国医师协会运动医学医师分会副会长兼总干事，中国医师协会内镜医师分会全国常务委员，中国医师协会关节镜医师分会秘书长。北京医学会运动医学分会前任主任委员，中国体育科学学会运动医学分会常委。曾担任国家体育总局备战 2004 年、2008 年、2012 年、2016、2020 年奥运会国家队医疗专家，2016 年里约奥运会、2020 年东京奥运会、2018 年亚运会代表团医疗官员；为"天宫一号"与"神舟九号"载人交会对接任务医学专家组成员。

从事运动创伤专业近 30 年，主要研究运动员的运动伤病的诊断和治疗，尤其擅长关节镜微创手术，在髋、膝、肩、肘关节镜方面均有建树。率先在国内系统地开展了髋关节镜微创治疗，积累了大量相关临床经验。

获得国家科学技术进步二等奖 1 项，中国体育科学学会科学技术一等奖 2 项，教育部科技进步二等奖 2 项，中华医学科技奖二等奖和三等奖各 1 项。被评为第二届国之名医·优秀风范、北京卫生系统先进个人，北京市优秀青年医师，北京大学优秀共产党员。

# 主 译 简 介

肖京，医学博士，中国中医科学院西苑医院主任医师，康复医学科主任兼气功推拿科主任。中国中医科学院和北京中医药大学硕士生导师，中国中医科学院中青年名中医。

现任中国中医药研究促进会软组织疼痛治疗分会副主任委员，中华中医药学会疼痛学分会常委，中国中西医结合学会疼痛学专业委员会常委，中国中医药研究促进会针灸康复分会副理事长，中国中医药研究促进会中西医结合脑病防治与康复专业委员会常委，中国民间中医医药研究开发协会针灸教育分会会长，中国民间中医医药研究开发协会特种灸法学术研究专业委员会副会长，中华中医药学会针刀医学分会委员。

出生于中医世家，长期从事脊柱相关疾病和软组织疼痛疾患的中西医结合诊疗、康复和相关教学工作。近年来致力于中医微创技术的可视化研究和实践以及运动系统疾病的精准康复。

发表 SCI 论文 3 篇，核心期刊论文 30 篇，学术专著 5 部，主持和参与了 6 项省部级以上科研课题，其中 3 项为国家级科研课题，获得国家实用新型发明专利 2 项。

# 主 译 简 介

　　**黄红拾**，医学博士，北京大学第三医院运动医学科主任医师，国家留学基金委资助美国哈佛医学院访问学者。

　　现任中华医学会运动医疗分会运动康复学组全国委员，中国医药教育协会肩肘运动医学专业委员会康复分会副主任委员，北京医师协会运动医学专科医师分会常务理事，北京医学会运动医学分会委员等。

　　参与了全国高等学校医学专业研究生国家级规划教材《运动创伤学》《关节镜外科学》《骨科康复学》等11部教材及专著的编写。

　　承担了北京市自然科学基金、北京市科技新星计划交叉学科合作课题等项目13项，参与国家重点研发计划、中荷政府间科技合作项目、国家自然科学基金等14项临床研究和新技术研发项目。

　　发表了中英文论文70余篇，其中（共同）第一作者/责任作者40篇（20篇SCI）；申报国家发明专利6项，其中4项已获国家发明专利授权。获得了中华医学科技奖二等奖1项、山东省科学技术进步二等奖1项。入选了2008年北京市科技新星计划（A类）。

　　长期从事运动医学/中西医结合康复、超声引导下无创和微创治疗以及运动能力的训练和提高工作。

# 中文版序言

  我很高兴介绍这本由北京大学医学出版社出版的《四肢肌骨超声彩色图解教程》中文版。我要特别感谢主译王健全教授、肖京主任和黄红拾博士以及黄大海、马联华编辑和其他参与翻译的临床专家，他们为本书的翻译出版付出了辛苦和努力。

  四肢肌骨超声成像是一个不断发展的领域，并已成为骨科、运动医学科、康复科、神经科以及其他涉及评估和治疗神经肌肉骨骼系统的科室拓展工作的重要手段。本书旨在成为学习四肢各种软组织结构超声扫描的易于遵循的指南。超声检查是临床医生手中安全、无创、经济且高效的即时评估工具，但其应用需要深入了解解剖结构，因为解剖学知识是精确应用肌骨超声技术的基础。本书提供了相关各个成像区域的详细解剖插图，突出显示了关键知识点以缩短四肢肌骨超声技术应用的学习曲线。

  我真诚地向您推荐《四肢肌骨超声彩色图解教程》，您会发现该书有助于加深您对神经肌骨超声成像的理解。该书繁简得当，易于理解，基于该书能为相关临床需求创建个性化的肌骨超声扫描方案。

Mohini Rawat, DPT, MS, ECS, OCS, RMSK

# 译 者 前 言

肌骨超声 (musculoskeletal ultrasound, MSKUS) 已成为与 X 线、CT 和 MRI 并列的肌肉骨骼系统的主要临床影像诊断技术之一。MSKUS 除具有无创、无辐射等诸多优势外，还能对肌肉、肌腱等软组织进行动态观察而提供重要诊断信息。在欧美发达国家，MSKUS 已逐渐成为临床工作者的必备技能，被誉为另一个"听诊器"和"眼睛"。目前，国内对 MSKUS 的应用需求方兴未艾，但有别于腹部、心脏和妇产科等传统常用超声应用领域，临床工作者对四肢肌骨超声成像技术相对陌生，MSKUS 的培训和推广相对滞后；其中，主要瓶颈问题是缺乏对这些目标区域内超声解剖空间关系的理解和识别。因此，目前国内迫切需要一部四肢肌骨超声成像与超声解剖学紧密结合的培训教程，以引领操作者学习和真正掌握肌骨超声成像技术，提高医疗服务质量和效率。

有鉴于此，我们引进了美国肌肉骨骼超声学会的联合创始人和主席 Mohini Rawat 博士 2021 年最新出版的 *Atlas of Musculoskeletal Ultrasound of the Extremities* 一书。该书的编写是基于临床需求，紧密联系临床实际，深入浅出，突出了四肢肌骨超声成像与超声解剖学的紧密关联，在内容上兼顾了知识的连贯性和实用性。著者临床经验丰富，其对解剖学的深刻理解使该书成为四肢肌骨超声成像的操作指南。

该书的中文译者以英文原版为依据，翻译时兼顾了专业术语和中文用词习惯，并对译文进行了反复推敲，力求做到完整准确、清晰流畅、易于阅读和方便应用。中文版《四肢肌骨超声彩色图解教程》的主要特色如下：

1. 文字描述系统精准，繁简得当：全书共 8 章，基于临床操作习惯和需求介绍了四肢各部位的超声解剖要点、结构的正常超声声像图特征、常见超声伪像的识别以及实际超声检查的要点和难点。

2. 图片详细，细节丰富，便于学习：通过连续而丰富的超声图片，动态显示了超声扫查的影像呈现过程。著者临床经验丰富，对解剖学的深刻理解使本书成为四肢肌骨超声的操作指南。每一幅插图都是一把钥匙，基于解剖学深度解析了超声图像的具体内容。有助于学习者快速理解与掌握。

希望本书能作为高等院校超声影像学和临床医学等专业的教辅材料使用；也希望本书可以成为运动医学科、康复科、超声科、麻醉科、疼痛科、神经科、风湿科、骨伤科、推拿科等临床科室医生以及治疗师、运动教练等进一步提高其肌骨超声解剖水平的必备法宝。

在此，我们感谢北京大学医学出版社的引进出版以及为翻译工作付出心血的各位译者、编辑和工作人员。此外，特别感谢敖英芳和朱立国两位教授对译文提出的宝贵意见和主审本书。受时间和能力所限，译文中难免出现疏漏或不妥之处，欢迎同道和读者不吝赐教。

王健全　肖　京　黄红拾
2021 年 11 月

# 著 者 献 词

我将本书献给：

　　我的丈夫 Chirag，他是我最好的朋友和评论家；我的儿子 Etash，他是我的生命之光。

　　我的父母，感谢他们一直以来对我的信任。

　　我的家人和朋友们，感谢他们的支持和祝福。

　　我的患者、同事、学员和学生们。

　　世界各地的专家和同行们，感谢他们用知识和耕耘不断激励着我。

Mohini Rawat, DPT, MS, ECS, OCS, RMSK

# 著 者 致 谢

在此，首先感谢我的兄弟 Aashish，他对本书中的影像学照片给予了大力协助。

在此，还要感谢我的导师 Kornelia Kulig 博士、Dimitrios Kostopoulos 博士和 Mukund Patel 博士，如果我没有遇到他们，本书就不可能出版。

我在南加州大学（加利福尼亚州，洛杉矶）研究生院上学期间，Kulig 博士激发了我对影像学的兴趣，Kostopoulos 博士引导我进入了临床工作。我还要感谢 Patel 博士，在他的指导下并同他一起工作，我得以不断地从实践中汲取丰富的知识。

Mohini Rawat, DPT, MS, ECS, OCS, RMSK

# 著 者 名 单

*Mohini Rawat, DPT, MS, ECS, OCS, RMSK*
American Board of Physical Therapy Specialties
Board Certified in
Clinical Electrophysiology and Orthopedics
Registered in Musculoskeletal Sonography,
Alliance for
Physician Certification and Advancement
Director
Hands-On Diagnostics Services Fellowship
Program in
Musculoskeletal Ultrasound
Cofounder & President
American Academy of Musculoskeletal
Ultrasound

*Gina A. Ciavarra, MD (Chapter 1)*
Clinical Associate Professor of Radiology
New York University Langone Health
New York, New York

*Mukund Patel, MD, FACS (Chapter 2)*
Fellow
American College of Surgeons
Chicago, Illinois
Emeritus Associate Clinical Professor of
 Orthopedics
New York University Medical School
New York, New York
Emeritus Associate Clinical Professor of
Orthopedics
Downstate Medical Center
State University of New York
New York, New York

# 关 于 著 者

Mohini Rawat，DPT、MS、ECS、OCS、RMSK，是美国肌肉骨骼超声学会的联合创始人和主席，是肌肉骨骼超声成像操作培训项目的主任；获得了临床电生理学和骨科方面美国物理治疗专业委员会的认证，同时在肌肉骨骼超声成像方面获得了医师认证和晋级联盟的认证。Rawat 博士在马萨诸塞州波士顿的麻省总医院健康专业研究所获得了物理治疗学博士学位，在南加州大学获得了人体运动学硕士学位；她是物理治疗培训项目和其他继续教育课程中肌肉骨骼超声影像学和临床电生理学课程的教员。Rawat 博士已指导过数百名临床医生，复核过数千例超声影像检查。作为合著者，Rawat 博士撰写过影像学书籍中的相关章节；她还曾在众多专业会议和组织（包括美国医学超声研究所和美国骨外科医师学会年会）举办的众多肌肉骨骼超声成像课程、网络研讨会和讲座上讲课或演讲。

《四肢肌骨超声彩色图解教程》展示了 Rawat 博士对超声成像的热情，她将通过本书详细和描述性的线条图、照片和超声影像图带领读者进行解剖学的再发现旅程。

# 原 著 前 言

*真理往往存在于简单之中，而不存在于纷繁混乱之中。*

——Isaac Newton

在不断发展的、作为临床检查工具的超声检查领域，《四肢肌骨超声彩色图解教程》一书尝试提供一种实用的方法。超声检查是一种安全、无创和经济有效的检查方法，是临床医生手中的一种有效工具，但其应用需要操作者对解剖学有深入的了解。解剖学知识是精确应用这种检查方法的基础。超声图像的采集和分析技能受限于操作者对神经肌肉骨骼系统的三维解剖的理解。操作者不仅要记住在哪里找到目标结构，还要记住目标结构的方向和走行。本书提供了四肢超声成像区域结构的详细解剖示意图和超声图像，重点突出，有助于缩短操作者的学习曲线。

我向您推荐这本《四肢肌骨超声彩色图解教程》，真诚希望您会发现本书有助于提高您对神经肌肉骨骼超声成像的理解。本书章节分明，可以用来根据临床需求量身定制您的检查方案。

# 原 著 序 一

当 Rawat 博士找我为她的这本书写序时，我深感自豪和无以言表的喜悦。Rawat 博士在专业上是一位令我尊敬的人，我钦佩她的工作，在得知她已经完成了本书的手稿且我将成为其中的一部分时……生活中并不常常能遇到一个在同一时间同时收到两条极好消息的情形。

作为一名获得了委员会认证的电生理学专家和肌肉骨骼超声影像学专家，Rawat 博士身兼数职。我曾对她在临床电生理学方面进行的令人印象深刻的研究和已发表的相关论文进行过密切追踪，因而对她所取得的成就感到由衷的钦佩。除了这些——足以让几乎所有人都非常繁忙——她还主持研讨会并在纽约大都会地区的多所大学项目中担任客座讲师。毋庸置疑，她为这些付出了相当多的努力。

我和 Rawat 博士的关系可以追溯到 10 年前。我是在 2011 年 4 月认识她的，当时她是 Hands-On EMG Testing 的一名临床助理；从一开始，我就知道她有一些特别之处，即使是在人才济济的医学专业人群中她也相当出众；她很聪明，也很有职业道德。

然而，在我和 Rawat 博士相处的最初日子里，令我印象最深刻的是她的友善。我看到了她对周围人的影响。尽管她有着强烈的进取心和专注力，但她也时时为他人着想，如果有人需要她做这样或那样的事，她都会为他们腾出时间。

我一直钦佩 Rawat 博士的风度，当她开始授课时，我的想法是，"是的，这很合理"，因为我打心底就认为她是一位老师——永远给予并照顾身边的每一个人。

对于她的患者来说，Rawat 博士是一位值得信赖的人，并且她总是带着友好的微笑。她善于指导患者进行治疗，并善于通过与患者进行清晰准确的沟通使他们更好地了解自己的病情。这也是我钦佩她的地方，因为我知道这可能是一个艰难的过程。

现在，Rawat 博士已成为 Hands-On Diagnostics 肌肉骨骼超声检查操作培训项目的主任，她还是美国肌肉骨骼超声学会的联合创始人和主席。值得强调的是，Rawat 博士知道如何将忙碌的事情做得井井有条。

我相信，在这本书中 Rawat 博士已经超越了她自己，对于超声科医生、超声专业的学生、内科医师、物理治疗师和其他相关医学专业的人来说，这本书都是非常宝贵的信息资料；甚至在我读到这本书之前我就可以告诉您，这本书会是出类拔萃的。

在我们这个领域中，Rawat 博士是一位创新者，她所引领的临床革命令人瞩目，她改变了我们对肌肉骨骼超声成像的思考方式，并在使其成为物理治疗师的职责范围上起到了推动作用。

从一步步的检查方案到单刀直入的分析解释，本书是一个信息和分析资料宝库，在每一页面上，我似乎都能听到 Rawat 博士的声音里充满了善意和谦逊的敏锐。本书的图像也是首屈一指的，比我之前见过的都更清晰、更生动。

无论您读这本书时是像我一样，还是作为一名学生，我都希望您能从本书中得到其所提供的一切。

Dimitrios Kostopoulos, DPT, MD, PhD, DSc, ECS

American Board of Physical Therapy Specialties Board Certified in Electromyography-Nerve Conduction Studies Testing

Clinical Affiliate Assistant Professor

College of Medicine

Florida Atlantic University

Boca Raton, Florida

Cofounder

Hands-On Companies

Astoria, New York

# 原 著 序 二

在肌肉骨骼成像中，超声成像有着广泛的应用，其有助于临床医生对有着不同体征和症状的疾病进行鉴别诊断。与其他成像不同，超声成像要求操作者对与受试者的症状和体位相关的三维解剖有深入的理解。超声检查操作者只有通过强化的解剖学学习、教师指导下的训练以及对相关的视觉和描述性解剖学资料的研读，才能在认知和操作技能上得到全面发展。《四肢肌骨超声彩色图解教程》填补了超声可视下的解剖和操作详解的空白。

本书巧妙地融合了深入的解剖学知识和临床超声成像实践，描绘了一个将解剖学知识应用于临床超声检查的明确路径。很明显，写作本书是源于著者的热爱、丰富的临床经验以及与不同学习者分享知识的专业承诺。通过本书图文并茂的描述，读者可以非常清楚地知道如何以及为什么在肌肉骨骼成像中使用超声成像。对于有不同学术背景的临床医生而言，包括骨科医生、神经科医生、物理治疗师、职业治疗师和运动教练，本书都是非常有用的信息资料。对于那些希望重新发掘解剖学作用的人，本书也是一个指南，因为它可以重新点燃他们对解剖学及其在患者诊疗中应用的热情。

Kornelia Kulig, PhD, PT, FAPTA

Professor

Co-Director

Musculoskeletal Biomechanics Research Laboratory

Division of Biokinesiology and Physical Therapy

Herman Ostrow School of Dentistry

University of Southern California

Los Angeles, California

# 目　　录

# 第 1 章

# 肌肉骨骼超声成像：引言

Gina A. Ciavarra 著

## 一、超声成像的物理学原理：概述

超声成像不同于其他成像，因为它是使用声波而不是使用电离辐射来产生图像的。超声仪器的主要部件之一是换能器或探头，后者是患者和超声医生以及超声仪器之间的主要接触点。换能器是一种能将一种形式的能量转换成另一种形式的能量的装置。对于超声仪器的换能器，一方面要将电能转换成超声波，另一方面要将超声波转换成电能[1-2]。超声仪器的换能器是由多个压电元件（晶体）组成的，这些压电元件能产生压电效应，以使电信号和超声波相互转换。当电信号传输到换能器时，其晶体能以特定的频率振动，由此产生超声波并传播到患者体内组织中；而当超声波从患者体内反射回换能器时，其晶体会再次振动并产生电信号而转换成超声波图像。换能器的晶体有不同的种类，可以用以产生特定的振动频率。在患者体内，声波可能是在软组织界面处反射回换能器，也可能是被组织界面吸收或折射[1,3]。折射是声波通过组织界面时的弯曲，可表现出不同的超声波传播速度（例如，从液体到肌肉，或从软组织到骨骼）。正是那些反射回换能器的超声波或回声被转换成电信号，超声图像才得以最终形成。垂直于目标物体表面传播的超声波的反射比非垂直传播的超声波的反射更多。因此，为了获得最佳的成像效果，应将探头以垂直于目标结构的角度进行成像[3]。

耦合剂或超声波凝胶可用于促进声波向患者体内的传播。将这种凝胶涂布于患者检查部位的皮肤和换能器之间可以消除两个界面之间的空气。如果在换能器和患者检查部位皮肤之间有空气，则后者会阻碍超声波的传播，因为空气会导致超声波在皮肤表面反射，由此会阻止超声波进入患者体内而导致图像质量降低甚至完全不能形成图像。

## 二、超声设备 / 探头

在选择换能器时，超声医生必须根据目标结构的深度来考虑换能器的最佳频率，因为换能器的频率决定着图像质量和超声波穿透组织的穿透能力。每个换能器都能产生以兆赫（MHz）计的声频。频率更高的换能器能够产生分辨率更高的图像。但这会使超声波穿透组织的能力下降。因此，高频换能器最适用于评估浅表结构（例如手和腕的肌腱）。低频换能器穿透软组织的能力更好，因此更适于评估较深的结构（例如髋关节）；然而，低频换能器会导致图像分辨率降低（图 1-1）[1,3]。

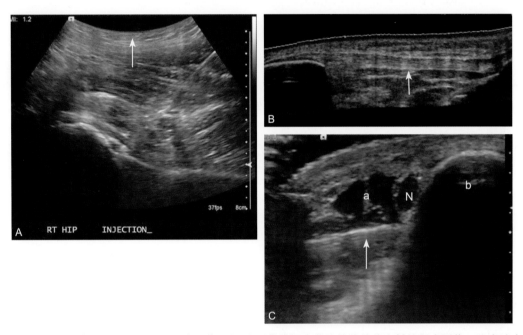

**图 1-1** 用不同频率的换能器获取的超声图像。（A）用曲阵探头获取的髋关节注射的超声图像。注意波束的锥形形状和表面的曲度（白色箭头所示）。（B）用线阵探头获取的髌腱图像（白色箭头所示）。注意波束的矩形形状。（C）用曲棍球棒探头获取的尺神经（N）周围穿刺的超声图像。骨（b）的小表面和有曲度使这种探头成为一个理想的选择。图像中也可见针（白色箭头所示）和麻醉剂（a）

其他注意事项包括换能器的形状和大小。两种最常用的换能器类型是线阵换能器和曲阵换能器。线阵换能器最适用于评估线性结构（例如肌腱和韧带）以及相对平坦的表面，例如四肢。从线阵探头（换能器）发射的超声波的传播平行于探头表面，形成的是矩形图像。使用曲阵探头时，超声波从探头表面呈放射状传播，形成一个与线阵探头相比更宽的视野。还有一种小面积的线阵探头（由于其形状，有时被称为曲棍球棒探头），在手、腕、足和踝等小结构的成像中特别有用（图 1-2）[1,3]。

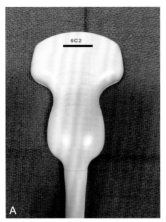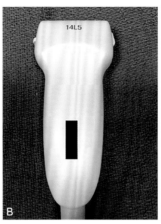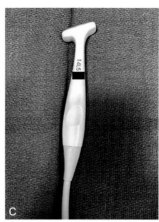

图 1-2　（A）曲阵、（B）线阵和（C）曲棍球棒（小面积）超声波换能器

　　每种超声仪器可使用的探头种类及其性能是不同的，取决于其尺寸、功率和造价。更大的超声波设备具有更强的计算能力，并可使用超高频换能器，因而可生成高分辨率和质量极高的图像。也有小型、便携式的超声仪器，它们可能只有一个公文包大小。这种超声仪器具有造价低和便携的优点，但由于它们不能生成高分辨率的图像，在要求更高的检查中（例如，与计算机断层扫描/磁共振成像实时的融合使用）应用较少。随着技术的不断进步，这两种类型的机器之间的技术差距会逐渐缩小[2]。

## 三、扫描技术 / 图像的整体表现

　　将换能器放置在患者检查部位的皮肤上生成超声图像时，更表层的结构是更接近换能器的结构，它们在超声图像中位于靠上方的位置；较深的结构离换能器较远，位于图像中靠下方的位置。在长轴上对一个结构成像时，通常是将该结构的近端成像在图像的左侧，而将该结构的远端成像在图像的右侧。最重要的一点是，在超声检查中要保持这些方法的一致。图像的左侧和右侧可以轻松转变，只需在超声仪器上按动一下转换按钮或将探头旋转180°即可[2]。

　　一旦确定了方向，超声医生就要开始优化图像的操作，目的是提高目标结构成像的分辨率和可视化。图像的优化甚至是从检查前挑选适当的探头起就开始了。如前所述，高频换能器更适用于评估更表浅的结构（例如手和腕），而低频换能器更适用于评估更深的结构（例如腘绳肌肌腱起点和髋关节）。一般情况下，线阵换能器是首选，除非要评估更深的结构，在后一种情况，低频曲阵探头是首选[1,3]。

　　在选择好适当的探头之后，就可以通过按动超声仪器上的一些按钮来优化超声图像了。首先，要调节超声波束的深度，这是通过确保目标结构位于图像的中心来完成的。其次，要调节焦点区域的数量。超声波束不是简单地在一个点上聚焦，而是在一个被称为焦点区域的深度范围聚焦。具体来说，一个焦点区域就是一个超声波束聚焦的深度范围。应将焦点区域的数量调整为最少，同时包含扫描的整个目标区域，以便超声波束在目标结构上的聚焦程度最高，从而提高图像的分辨率。再次，焦点区域的数量选定之后，如前所述，还应调节深度，以优化对目标结构的评估（图 1-3）。最后，要调节增益或图像亮度以提高图像质量。因为超声波在不同的组织中的衰减程度不同，所以调节增益可以优化图像，使不同组织的扫描图像的亮度更趋一致，以获得整体表现更统一的图像 [2-3]。

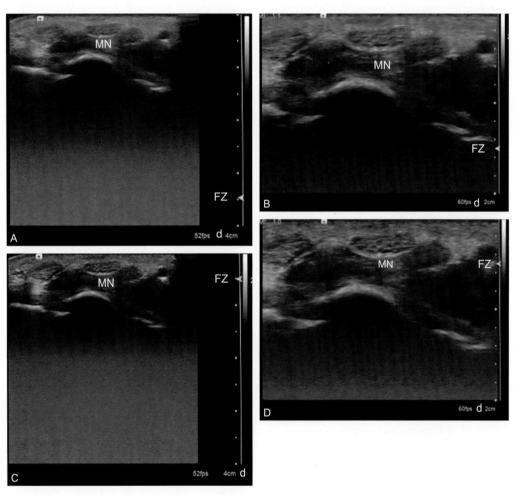

**图 1-3**　不同深度和焦点区域的超声图像（正中神经）。（A）深度（d）和焦点区域（FZ）的次优图像：可见图像模糊不清，正中神经（MN）没有处于中心位置。（B）深度（d）调节后的图像：可见正中神经（MN）处于中心位置；但由于焦点区域为次优，图像仍然模糊。（C）焦点区域（FZ）优化后的图像：可见正中神经（MN）的清晰程度提高了，但深度（d）仍没有调节好，以至正中神经（MN）没有处于中心位置。（D）深度（d）和焦点区域（FZ）优化后的图像：可见正中神经（MN）的成像质量提高

## 四、术语

　　评估肌肉骨骼系统时，通晓用于描述和区分各种结构的主要术语非常重要。在肌肉骨骼系统超声图像中，"高回声"或"回声"这个术语是用来描述在图像中表现为明亮区域的结构的；这些结构包括正常的肌腱、骨组织的表面和软组织的钙化。"低回声"这个术语是指产生较少回声反射且在超声图像中表现为不太明亮的结构的；这些结构包括肌肉、某些软组织肿块和混合的积液。不产生回声的结构用"无回声"这个术语表达，它们在超声图像中呈黑色。单纯囊肿或积液通常是无回声的。"等回声"这个术语是指一个与周围结构回声相似的结构；包裹在皮下脂肪内的一个脂肪瘤就是一个等回声结构的例子（图 1-4）[2-5]。

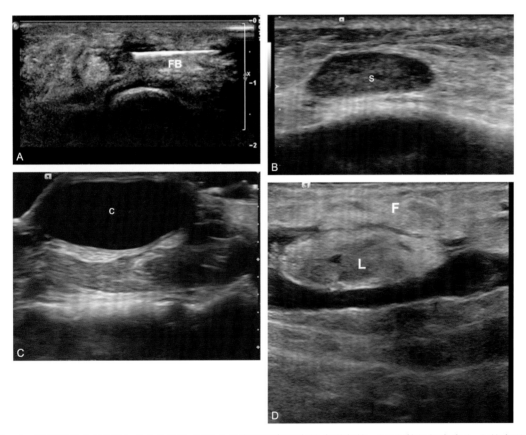

图 1-4　超声图像中的回声。（A）异物（FB）的表现是高回声的或明亮的。（B）软组织肉瘤（s）的表现是低回声的或不太明亮的，因为回声反射更少。（C）一个单纯囊肿（小白色 c）的表现是无回声的，没有产生回声。（D）Morel-Lavallée 损伤（L）中的脂肪球可能与相邻的皮下脂肪（F）是等回声的

## 五、正常结构

肌肉骨骼系统中正常结构的超声图像将在后续章节中进行更深入的讨论。然而，为了了解肌肉骨骼超声成像中的伪影，认识肌腱的正常超声表现是很重要的。肌腱是由多个独立、纵向平行、包裹成束的胶原纤维组成的，它们在超声图像上表现为纤维样结构。当超声波束与肌腱成 90° 成像时，肌腱表现为典型的高回声结构（图 1-5）[2,4-5]。

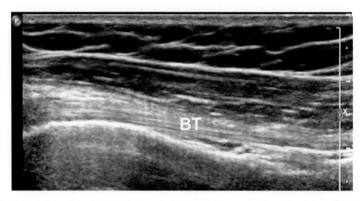

**图 1-5** 正常肌腱的超声图像。肱二头肌肌腱（BT）的长轴成像：可见典型的肌腱纤维样结构和高回声表现

## 六、超声成像中的伪影

虽然超声成像中有许多伪影，但超声医生应该知道一些重要的超声伪影，以便进行准确的诊断，避免将超声伪影误认为是病理表现：

- **各向异性**：肌肉骨骼成像中最常见的伪影是各向异性。肌腱的正常超声表现为纤维样高回声 [4-5]，这是因为肌腱由包裹成束的胶原纤维构成所致。当超声波束以垂直于肌腱的角度成像时，出现的就是这种图像。但如果超声波束与肌腱成像的角度小于或大于 90°，则肌腱的超声成像会出现假性低回声而很像病理表现，肌腱的这种表现被称为各向异性（图 1-6）。当超声波束不是以垂直于韧带的角度成像时，韧带也表现出各向异性 [2,4-5]。

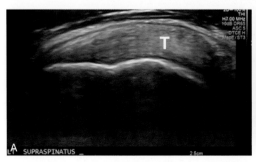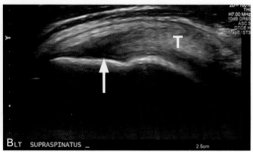

**图 1-6** 各向异性。（A）超声波束垂直于冈上肌肌腱（T）成像时的正常图像。（B）超声波束与冈上肌肌腱的成像角度小于 90° 时，可见冈上肌肌腱的纤维样表现丢失（白色箭头所示处），很像病理表现

- 声影：这种伪影是超声波束在界面上的反射、吸收或折射的结果。声影的表现为界面深部的一个暗区（低回声区）或无回声区，可能会导致阴影中的目标结构模糊不清。在肌肉骨骼系统中，声影最常发生在骨骼或钙化的超声图像中（图 1-7）[6-7]。

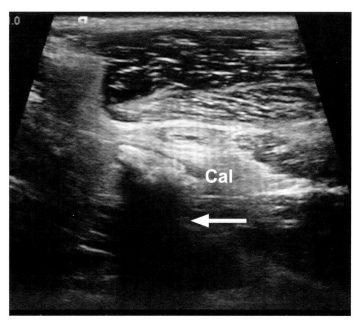

**图 1-7** 声影。在这个超声图像中，可见股直肌肌腱内的钙化（Cal）深部产生了一个暗区（白色箭头所示），这是由其表面对超声波束的反射和（或）吸收所致

- 后方回声增强：这种伪影可发生在液体或某些软组织肿瘤的超声图像中。与周围组织相比，这些结构可导致超声波束的衰减降低。因此，液体深部的组织相应地显得更亮（更多的回声），因为有更多的超声波束通过（图 1-8）[3,6]。

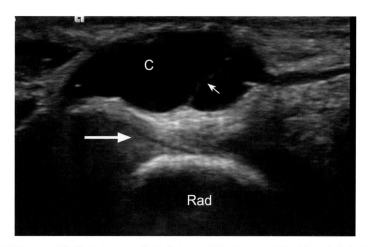

**图 1-8** 后方回声增强：可见桡骨（Rad）上的囊肿（C）深部的组织变得更亮（大白色箭头所示），囊肿中有隔膜（小白色箭头所示）

- 后方混响伪影和振铃伪影：这两种伪影也是肌肉骨骼系统超声图像中可能遇到的。当超声波束在换能器和一个平行表面（例如骨）、一个金属物体（例如异物）或手术器械（例如夹子、固定板）之间反复反射时可发生混响（图 1-9）。由此生成的图像表现为目标结构的表面深部有多个相等间隔的线性回波。混响的一个亚型称为振铃伪影。当超声波束的反射非常有效时，例如液体中有气泡或碰到金属硬物时，在气泡或金属结构的深部组织中将显示一系列明亮的回声（图 1-10）[3,6-7]。

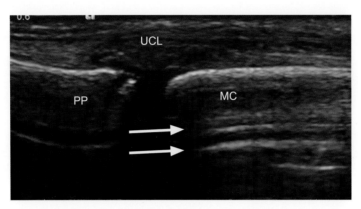

**图 1-9** 混响伪影：可见超声波束在换能器和掌骨表面之间的反复反射生成的多条线性回声（白色箭头所示）（MC：拇指掌骨；PP：拇指近节指骨；UCL：尺侧副韧带）

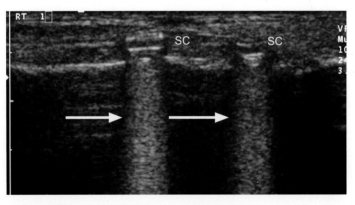

**图 1-10** 振铃伪影：可见金属螺钉（SC）的深部有一系列明亮的回声

　　尽管在超声图像中可能还会遇到其他伪影，但上述伪影在肌肉骨骼系统的超声图像中是最常遇到的。

## 七、超声增强技术

　　最近使用的一些超声成像增强技术可使超声成像中的伪影进一步减少。复合成像或空间复合成像方法可改善组织边界或目标结构边缘的成像效果。复合成像是连续创建多个图像并将它们合并生成一个图像。这种成像方法可以更好地评估弯曲结构。复合成像还可以减少图像中的斑点或"噪声"而使图像的外观表现更平滑（图 1-11）[3,8]。

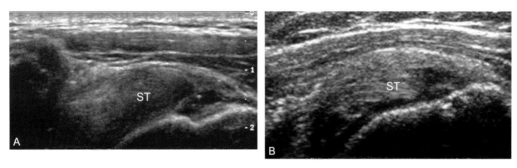

图 1-11　复合成像。（A）可见复合成像获得的冈上肌肌腱（ST）的图像更平滑。（B）图像有斑点或噪声

　　当一束超声波在患者体内传播时，它会与穿过的组织发生相互作用而产生多个回声。这些反射回声可能有助于超声医生提高图像质量。组织谐波成像——大多数超声仪器具有的一种功能——可以通过合并这些额外的反射回声（它们在与周围组织发生相互作用时被扭曲）来提高图像质量。这些超声波束不包含在原始回声中，但它们可以被添加到原始回声中而使后者增强，由此可生成一个对比度更高和信噪比更好的超声图像（图 1-12）[3,9]。

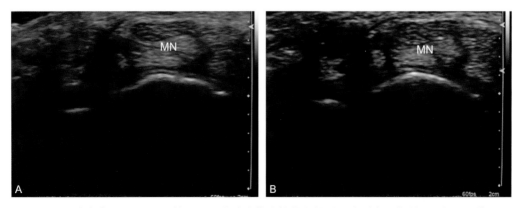

图 1-12　组织谐波成像。（A）可见使用组织谐波成像功能获得的对比度更高和信噪比更好的图像——可视化效果更好的正中神经（MN）的超声图像。（B）未使用组织谐波成像功能的图像

许多超声仪器能够改变图像色度，即可以采用各种颜色（例如红色、深褐色和其他颜色）改变灰度图像的色调。因为人眼对不同色调的感知能力比对不同深浅的灰色的感知能力更强，所以应用色度映射方法可以更好地显示那些不易察觉的软组织细节。在肌肉骨骼系统中，色度映射在评估软组织肿块（例如血管畸形、神经瘤）和神经中最有用（图 1-13）[10]。

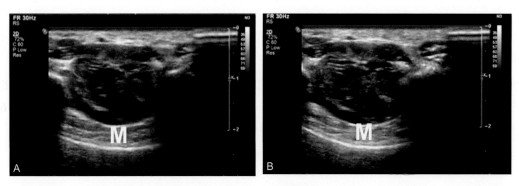

**图 1-13**　色度。（A）改变色度后软组织肿块（M）的超声图像的对比度增高，噪声降低。（B）灰度图像

因为超声成像存在视野受限问题，限制了其对更大的结构及其与周围组织关系的评估。视野扩展成像是通过创建一个全景图像来扩大成像视野的。这是通过在目标结构上移动换能器从而生成多个序列图像来实现的——在不损失图像质量的情况下将这些图像组合起来以创建扩展的视野（图 1-14）[3,11-12]。

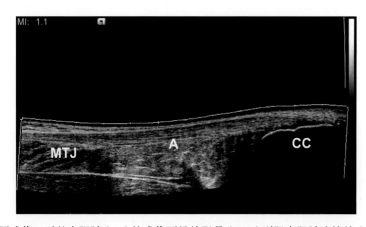

**图 1-14**　视野扩展成像：对整个跟腱（A）的成像可见从跟骨（CC）到肌肉肌腱连接处（MTJ）

# 八、多普勒成像

最常用的多普勒成像是彩色多普勒成像和能量多普勒成像。多普勒成像运用的是多普勒效应，多普勒效应描述的是当物体（声源）移向或离开接收器（换能器）时声波频率的变化。声波频率变化的量被称为多普勒频移。多普勒频移的大小是由声源的移动速度决定的。通过

测量这种变化，就可以确定声源的速度。在肌肉骨骼的多普勒成像中最常应用是确定目标结构（例如软组织肿块）中是否存在血流，偶尔也用于确定血流的方向或类型（例如血管畸形结构内的血流）[3,13]。

彩色血流多普勒成像是在灰度图像上创建一个叠加的二维图像，其中有关多普勒频移的信息会被赋予一种颜色（红色或蓝色），以指示血流的方向（即分别指示流向或远离换能器的血流）。这种技术不能测量血流的速度（图 1-15）[3,13]。另一种技术是能量多普勒，它能测量被评估的血液样本发出的多普勒信号的强度。这种图像是以与彩色血流多普勒图像类似的方式创建的，但它是基于多普勒信号的强度来分配颜色的。因为能量多普勒比传统的彩色多普勒更敏感，所以它可以检测到明显降低的血流。因为在大多数肌肉骨骼病例中检测血流的存在通常比评估血流的方向更重要（与腹部成像不同），所以以能量多普勒的应用更多（图 1-16）。能量多普勒也不受欠采样导致的混叠伪影的影响[3,12,14]。

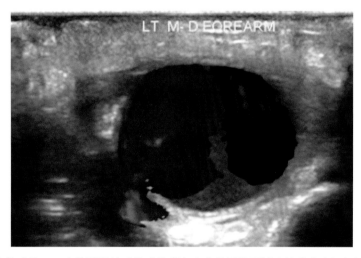

**图 1-15**　彩色多普勒成像。一个前臂假性动脉瘤的彩色多普勒图像可见血液流向（红色）和远离（蓝色）换能器

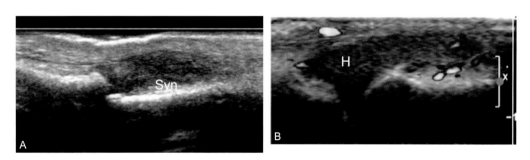

**图 1-16**　能量多普勒成像。（A）灰阶多普勒图像。（B）能量多普勒成像显示滑膜炎（Syn）伴充血（H），小关节的微细血流随着能量多普勒的敏感性提高得以检测到

与标准多普勒超声成像中通常使用的连续声波相反，脉冲波或双多普勒可以通过使用短脉冲声波测量单个样本的血流速度，然后将这些信息以光谱波形的图像化形式来展现[3,12-13]。

# 参考文献

1.  Hangiandreou NJ. AAPM/RSNA physics tutorial for residents. Topics in US: B-mode US: basic concepts and new technology. *Radiographics*. 2003; 23(4): 1019-1033.

2.  Jacobson JA. *Fundamentals of Musculoskeletal Ultrasound*. 3rd ed. Philadelphia, PA: Elsevier; 2018.

3.  Gill R. The Physics and Technology of Diagnostic Ultrasound: *A Practitioner's Guide. Sydney*, Australia: High Frequency Publishing; 2012.

4.  Martinoli C, Derchi LE, Pastorino C, Bertolotto M, Silvestri E. Analysis of echotexture of tendons with US. *Radiology*. 1993;186(3):839-843.

5.  Crass JR, van de Vegte GL, Harkavy LA. Tendon echogenicity: ex vivo study. *Radiology*. 1988; 167(2): 499-501.

6.  Scanlan KA. Sonographic artifacts and their origins. *AJR Am J Roentgenol*. 1991; 156(6): 1267-1272.

7.  Rubin JM, Adler RS, Bude RO, Fowlkes JB, Carson PL. Clean and dirty shadowing at US: a reappraisal. *Radiology*. 1991; 181(1): 231-236.

8.  Lin DC, Nazarian LN, O'Kane PL, McShane JM, Parker L, Merritt CR. Advantages of real-time spatial compound sonography of the musculoskeletal system versus conventional sonography. *AJR Am J Roentgenol*. 2002; 179(6): 1629-1631.

9.  Strobel K, Zanetti M, Nagy L, Hodler J. Suspected rotator cuff lesions: tissue harmonic imaging versus conventional US of the shoulder. *Radiology*. 2004; 230(1): 243-249.

10.  Sloves JM, Almeida JI, Sanchez Aguirre, PG, Abi-Chaker AM. Venous diagnostic tools. In: Almeida JI, ed. Atlas of Endovascular Venous Surgery. 2nd ed. Philadelphia, PA: *Elsevier*; 2018: 63-120.

11.  Weng L, Tirumalai AP, Lowery CM, et al. US extended-field-of-view imaging technology. *Radiology*. 1997; 203(3): 877-880.

12.  Klauser AS, Peetrons P. Developments in musculoskeletal ultrasound and clinical applications. *Skeletal Radiol*. 2010; 39(11): 1061-1071.

13.  Boote EJ. AAPM/RSNA physics tutorial for residents. Topics in US: Doppler US techniques: concepts of blood flow detection and flow dynamics. *Radiographics*. 2003; 23(5): 1315-1327.

14.  Bude RO, Rubin JM. Power Doppler sonography. *Radiology*. 1996; 200(1): 21-23.

# 腕部和手部

Mohini Rawat 和 Mukund Patel 著

## 目录

# 一、腕掌侧

## （一）腕管及其结构

该区域的解剖结构如图 2-1 所示。

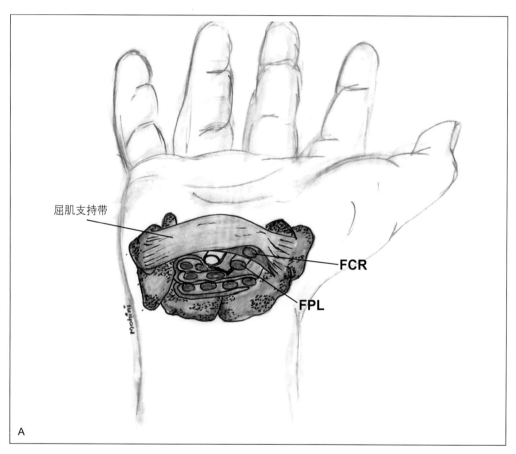

屈肌支持带

FCR

FPL

A

**图 2-1** （A）腕管内的结构。屈肌支持带（灰色）形成腕管的顶部。正中神经（黄色）是屈肌支持带下方最浅层的结构。屈肌肌腱位于正中神经的下方。腕管底部由腕骨（棕色）构成（待续）

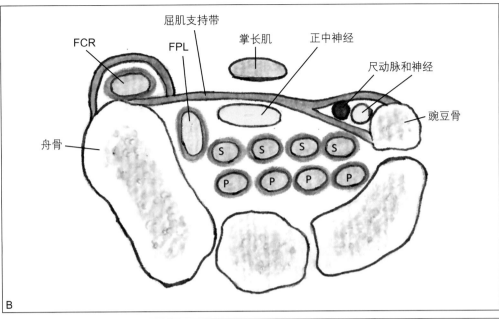

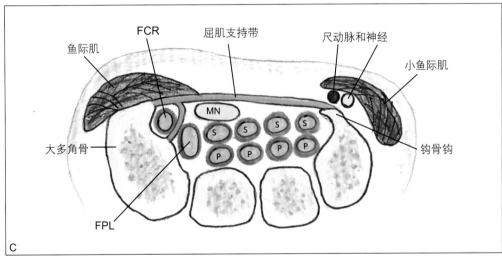

**图 2-1**（续）（B）腕管近端的横断面解剖。（C）腕管远端的横断面解剖（FCR：桡侧腕屈肌；FPL：拇长屈肌；MN：正中神经；P：指深屈肌肌腱；S：指浅屈肌肌腱）

1. 患者体位：坐位或仰卧位，将腕完全旋后并放在桌子上。
2. 探头／换能器放置位置：
   （1）短轴视图／横向视图：使用豌豆骨作为腕管短轴／横向视图的骨性标志。
   （2）长轴视图／纵向视图：一旦在短轴视图中定位了正中神经（median nerve, MN），即保持MN在焦点区域内，将探头旋转90°以获得MN的长轴视图超声图像（图2-2至2-4）。

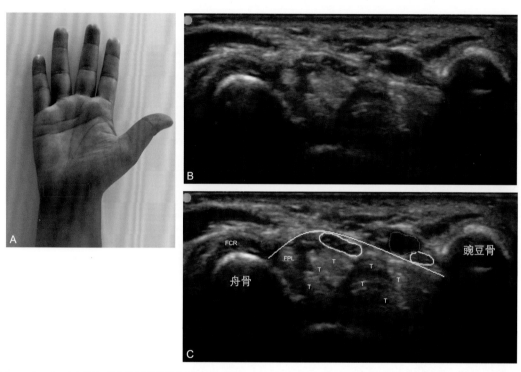

图2-2 （A）正中神经的短轴视图的探头放置位置。（B）在豌豆骨平面的腕管的短轴视图。（C）在豌豆骨平面标记后的腕管短轴视图。在桡侧，桡侧腕屈肌（FCR）在腕管外侧，拇长屈肌（FPL）在腕管最靠近桡侧的地方，腕管内屈肌腱（T）在正中神经（黄色大圆圈）的下方。在腕管外尺侧，尺神经（较小的黄圈）和尺动脉（红圈）

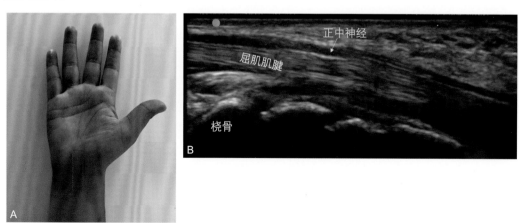

图2-3 （A）正中神经的长轴视图的探头放置位置。（B）腕管的长轴视图超声图像：可见正中神经呈一条低回声带覆盖在高回声的屈肌腱纤维上

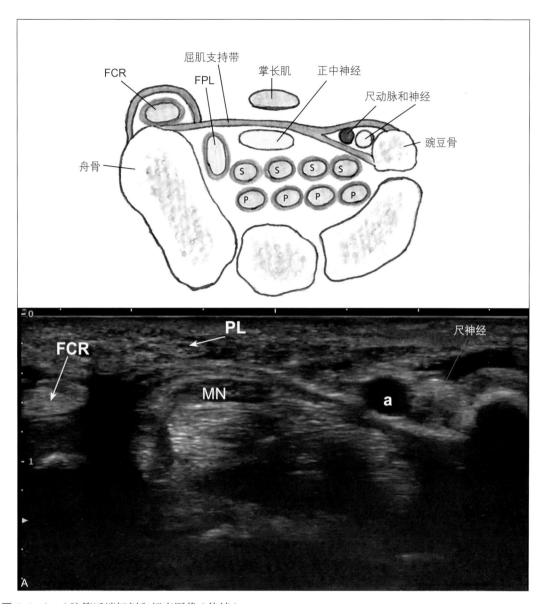

图 2-4 （A）腕管近端解剖和超声图像（待续）

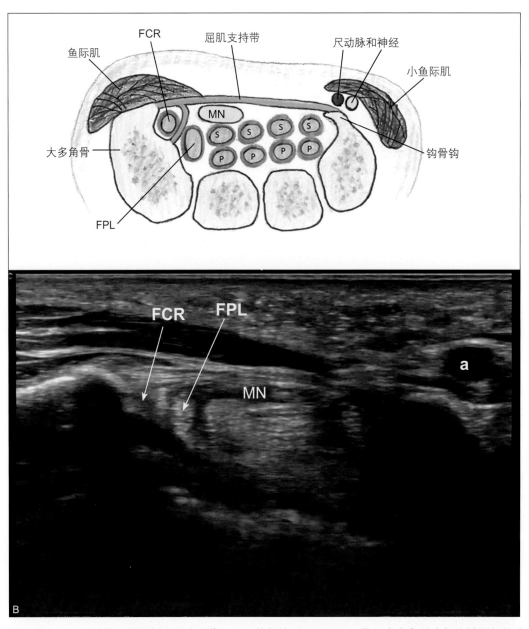

**图 2-4**（续）（B）腕管远端解剖和超声图像：可见桡侧腕屈肌（FCR）位于大多角骨内侧沟槽深部的独立间室（a：尺动脉；FPL：拇长屈肌；MN：正中神经；P：指深屈肌肌腱；PL：掌长肌；S：指浅屈肌肌腱）

3. 相关解剖：从浅到深，腕管内的结构按皮肤、皮下层、屈肌支持带（腕管顶部）、MN、屈肌腱和腕骨（腕管底部）的顺序排列。

4. 应记住的要点：在豌豆骨水平，MN 的横截面积大于 $10 \text{ mm}^2$ 被认为是不正常的[1]。

　　腕管内 MN 的活动度可以通过患者屈伸手指和腕的动态检查来评估。MN 活动度与腕管综合征的严重程度负相关[2-3]。

　　腕管综合征患者的滑膜下结缔组织是屈肌支持带下屈肌腱周围的低回声非移动层，比正常健康对照组的厚（图 2-5）[4-5]。

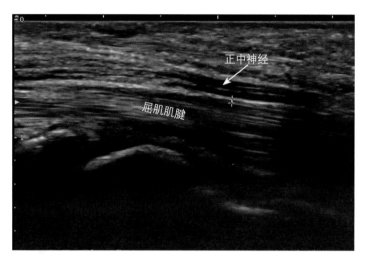

图 2-5　滑膜下结缔组织：可见一个低回声界面（在游标之间），被上方的 MN 和下方的屈肌肌腱之间的高回声薄边界所包围

　　腕关节异常很常见。腕部扫描中可能出现的异常包括：MN 分叉、正中动脉留存、腕管内异常的前臂肌肉［例如指浅屈肌（flexor digitorum superficialis, FDS）］、腕管内异常的手部肌肉（例如蚓状肌）和掌长肌反转（罕见）[6]。

　　超声弹性成像是超声成像的一个更新领域，能评估结构的硬度。据报道，腕管综合征患者的腕管内结构的硬度高于健康对照组的结构[7]。

## （二）腕管外结构

1. 患者体位：坐位或仰卧位，将腕完全旋后并放在桌子上。
2. 探头 / 换能器放置位置：
　　（1）短轴视图 / 横向视图：使用豌豆骨作为腕管的短轴 / 横向视图的骨性标志。当这些结构进入腕部时从近端和远端用换能器扫描它们。
　　（2）长轴视图 / 纵向视图：一旦在短轴视图中定位了目标结构，即保持目标结构在焦点区域内，将探头旋转 90° 以获得目标结构的长轴视图超声图像（图 2-6）。

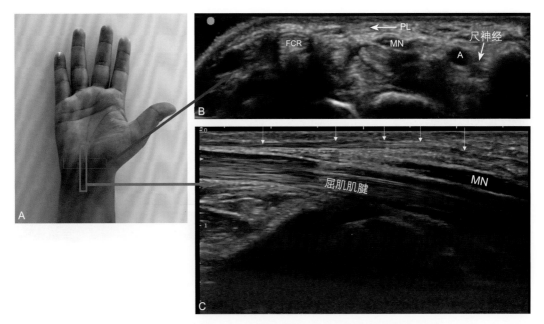

**图 2-6** 腕管外结构。（A）探头放置位置。（B）短轴视图：可见腕管外的桡侧腕屈肌（FCR）在其自身鞘内、腕管外的尺动脉（白色 A）和尺神经、腕管内的正中神经（MN）和腕管外的掌长肌（PL），后者是最表层的结构。（C）长轴视图超声图像：可见掌长肌肌腱（白色箭头所示）——是为最表面的薄带，正中神经（MN）——是为一个低回声带。屈肌肌腱是一条较厚的高回声带，在正中神经深方

3. 相关解剖：桡侧腕屈肌（FCR）位于腕管的桡侧，在其自身鞘内，并从远端穿过大多角骨内侧的凹槽[8]。尺神经和尺动脉位于尺侧，靠近豌豆骨。掌长肌腱在手掌处延续为掌腱膜，在腕掌侧中部屈肌支持带浅表的中部以高回声结构显示。

4. 应记住的要点：掌长肌在一小部分人群中可能是缺失的。还有一种异常，被称为掌长肌反转，可能会在极小比例的人群中出现，其掌长肌的肌肉部分位于腕掌侧水平，肌腱则位于近端[6]。

## （三）腕掌 - 桡侧

1. 患者体位：坐位或仰卧位，将腕完全旋后并放在桌子上。

2. 探头 / 换能器放置位置：

   （1）短轴视图 / 横向视图：使用豌豆骨作为腕管的短轴 / 横向视图的骨性标志，然后将探头向桡侧移动来观察桡侧腕屈肌（flexor carpi radialis, FCR），后者在腕管外其自身腱鞘中。

   （2）长轴视图 / 纵向视图：一旦在短轴视图中定位了 FCR，将 FCR 保持在焦点区域内，将探头旋转 90° 以获得 FCR 的长轴视图。在同一视野下可以看到舟骨 - 大多角骨关节（图 2-7）。

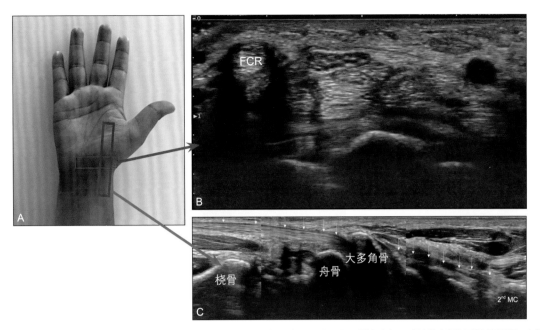

**图 2-7** 腕管外桡侧腕屈肌（FCR）肌腱。（A）探头放置位置。（B）短轴视图：可见桡侧腕屈肌尺侧的正中神经的低回声结构。（C）桡侧腕屈肌的长轴视图超声图像：可见其（白色箭头所示）穿过舟骨 - 大多角骨关节，附着于第二掌骨（2nd MC）基底的前部

3. 相关解剖：桡侧腕屈肌（FCR）附着于第二掌骨基底的前部，也有小片附着于大多角骨结节和第三掌骨基底部（图 2-8）[8]。

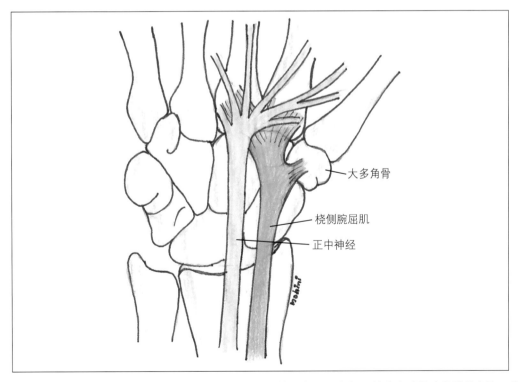

**图 2-8** 桡侧腕屈肌的相关解剖：可见桡侧腕屈肌附着于第二掌骨基底部，并分出腱性片段附着在第三掌骨基底部和大多角骨结节

4. 应记住的要点：舟骨 - 大多角骨 - 小多角骨关节的皮质严重不规则提示存在关节炎改变，经常与桡侧腕屈肌腱腱鞘炎或断裂有关 [8]。

## （四）腕掌 - 尺侧

1. 患者体位：坐位或仰卧位，将腕完全旋后并放在桌子上。
2. 探头 / 换能器放置位置：
    （1）短轴视图 / 横向视图：使用豌豆骨作为短轴视图 / 横向视图的骨性标志。稍微向近端移动探头以观察尺侧腕屈肌（flexor carpi ulnaris，FCU）肌腱。
    （2）长轴视图 / 纵向视图：使用豌豆骨作为骨性标志，将探头继续沿着 FCU 肌腱方向并将探头的远端放在豌豆骨上（图 2-9）。

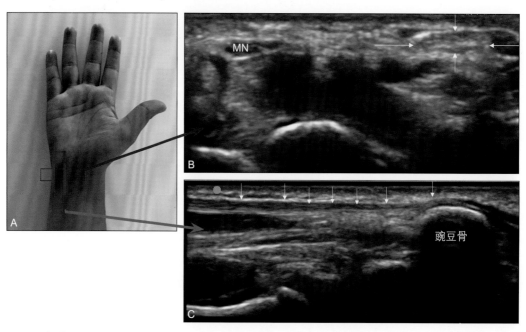

图 2-9 尺侧腕屈肌（FCU）肌腱。（A）探头放置位置。（B）短轴视图超声图像：可见 FCU 肌腱（白色箭头之间）和 FCU 桡侧的正中神经（MN）。（C）长轴视图超声图像：可见 FCU 肌腱（白色箭头所示）附着在豌豆骨上，其远端的腱性片段也附着于钩骨和第五掌骨基底部（图中未显示）

对于尺神经成像，在短轴视图中定位尺神经并将其保持在焦点区域内，再将探头旋转 90° 以获得尺神经的长轴视图。尺神经恰在豌豆骨的桡侧，旁边是在尺神经桡侧的尺动脉（见图 2-2 和 2-4）。

3. 相关解剖：FCU 肌腱是腕掌侧最靠近尺侧的肌腱，附着于豌豆骨并经韧带连接钩骨和第五掌骨底（图 2-10 ）。

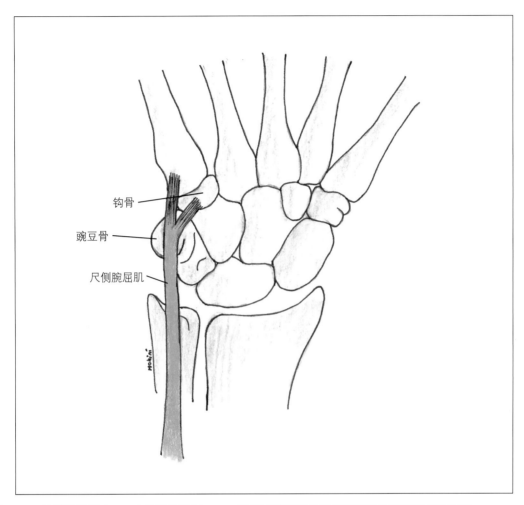

图 2-10　尺侧腕屈肌（FUC）的相关解剖：FCU 附着于豌豆骨并经韧带连接钩骨和第五掌骨底

4. 应记住的要点：尺侧腕屈肌（FCU）腱鞘炎可能会被考虑为尺侧腕部疼痛的一种鉴别诊断。对于有尺神经症状的患者，应评估这个区域是否有任何占位性病变，例如腱鞘囊肿、滑膜肿块或软组织增生。

## 二、腕背侧

### 六个背侧腔室（从桡侧到尺侧的肌腱）

这个区域的解剖如图 2-11 所示。

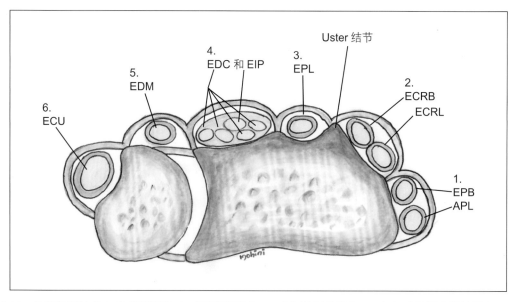

图2-11 从桡侧开始的六个背侧腔室:(1)拇长展肌(APL)和拇短伸肌(EPB);(2)桡侧腕长伸肌(ECRL)和桡侧腕短伸肌(ECRB);(3)拇长伸肌(EPL);(4)指总伸肌(EDC)和示指固有伸肌(EIP);(5)小指伸肌(EDM);(6)尺侧腕伸肌(ECU)

1. 患者体位:坐位或仰卧位,将腕完全旋前并放在桌子上。

2. 探头/换能器放置位置:腕背部有六个肌腱腔室(见图2-11)。第一背侧腔室的肌腱是腕部最桡侧的肌腱。从桡侧到尺侧,可扫描到六个肌腱背侧腔室。短轴视图是定位目标肌腱的最佳视图,之后可以将换能器旋转90°以获得每根肌腱的纵向视图。

   (1)短轴视图/横向视图:在短轴视图中可以看到六个背侧腔室的所有肌腱。获取肌腱的最佳视图的要点是:要将换能器对准肌腱而不是腕关节。记住,每根肌腱都有一个稍微倾斜的走行节段,重要的是,要将换能器垂直于肌腱以获得最佳的视图效果。

   (2)长轴视图/纵向视图:一旦在短轴视图中定位了肌腱,即可以将换能器旋转90°以获得每根肌腱的长轴视图。

3. 相关解剖:腕背部有六个腔室:

   (1)第一背侧腔室包含着拇长展肌和拇短伸肌。在一少部分人群中,拇长展肌和拇短伸肌的肌腱被一个隔膜隔开。治疗桡骨茎突狭窄性腱鞘炎(De Quervain's tenosynovitis)局部注射类固醇时,知晓患者有无这个隔膜很重要。在这个隔膜存在的情况下,可以选择性地对受累肌腱注射最大限度的局部类固醇,以使注射效果最大化(图2-12)[9]。

   (2)第二背侧腔室包含桡侧腕长伸肌和桡侧腕短伸肌。这个腔室的解剖异常最少见(图2-13)。

   (3)第三背侧腔室只包含一个肌腱:拇长伸肌。Lister结节是区分第三背侧腔室和第二背侧腔室的一个重要骨性标志。Lister结节的外观可能不同。它可能表现为一个尖锐的突起或一个扁平的突起(图2-14)。

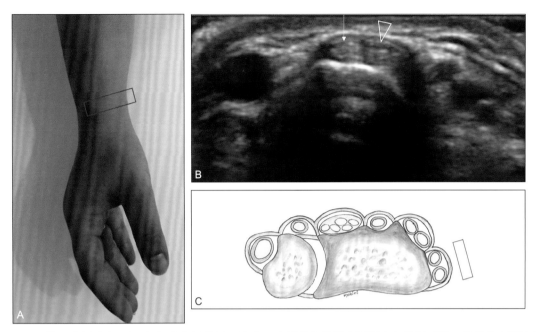

**图 2-12**　第一背侧腔室。（A）探头放置位置。注意，这是将换能器以短轴方向放置于第一背侧腔室肌腱的视图，并不是腕的真实短轴视图。（B）第一背侧腔室中肌腱的超声图像：可见拇短伸肌（白色箭头所示）位于拇长外展肌（白色三角形所示）的背侧。（C）第一背侧腔室的相关解剖：显示了腕背部六个腔室中最桡侧的腔室以及换能器的位置

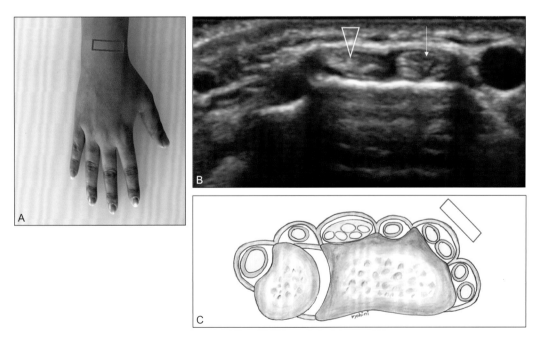

**图 2-13**　第二背侧腔室。（A）探头放置位置。（B）第二背侧腔室肌腱的超声图像：可见桡侧腕短伸肌（白色三角形所示）和桡侧腕长伸肌（白色箭头所示）。（C）第二背侧腔室的相关解剖以及换能器的位置

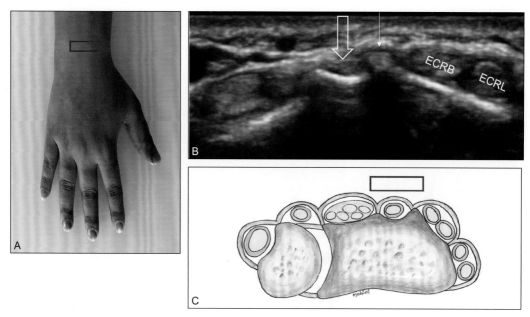

**图 2-14**　第三背侧腔室。（A）探头放置位置。（B）第三背侧腔室肌腱的超声图像：可见拇长伸肌（大白箭头所示）、Lister 结节（小白箭头所示）——一个区分第三背侧腔室与第二背侧腔室的重要骨性标志、桡侧腕短伸肌（ECRB）和桡侧腕长伸肌（ECRL）。（C）第三背侧腔室的相关解剖以及换能器的位置

（4）第四背侧腔室包含五条肌腱节段，包括四条指总伸肌腱和一条示指固有伸肌腱节段。第四背侧腔室位于腕背的中心，是唯一一个有五条肌腱的腔室（图 2-15）。

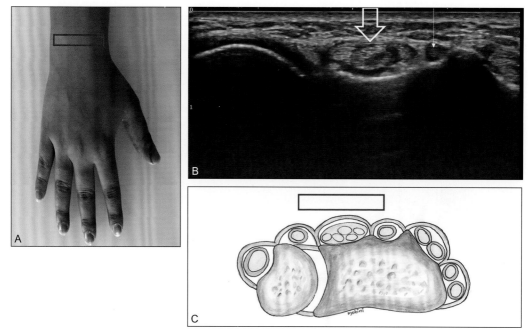

**图 2-15**　第四背侧腔室。（A）探头放置位置。（B）第四背侧腔室（大白箭头所示）的超声图像：可见拇长伸肌腱（小白箭头所示）在第四背侧腔室的桡侧。（C）第四背侧腔室的解剖以及换能器的位置

（5）第五背侧腔室只包含一根肌腱，即小指伸肌腱。小指伸肌位于桡尺远端关节上方
（图 2-16）。

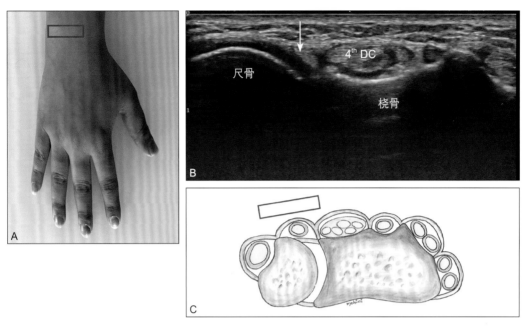

**图 2-16**　第五背侧腔室。（A）探头放置位置。（B）第五背侧腔室（DC）的超声图像：可见小指伸肌腱（白色箭头所示）。注意，小指伸肌覆盖在桡尺远端关节上。（C）第五背侧腔室解剖以及换能器位置

（6）第六背侧腔室只包含一根肌腱，即尺侧腕伸肌（extensor carpi ulnaris, ECU）肌腱，可见 ECU 位于尺骨远端的骨槽内（图 2-17）[10]。

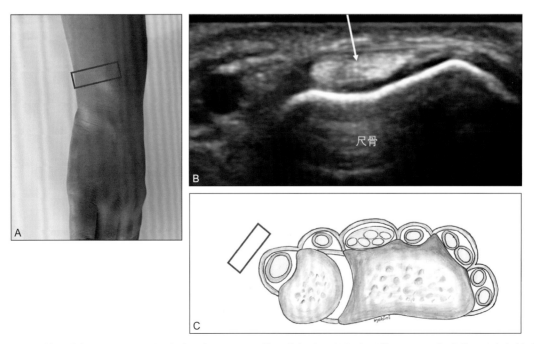

**图 2-17**　第六背侧腔室。（A）探头放置位置。（B）第六背侧腔室的超声图像：可见尺侧腕伸肌（白色箭头所示）位于尺骨远端的骨槽内。（C）第六背侧腔室的相关解剖以及换能器位置

4. 应记住的要点：腔室最好在桡骨和尺骨的远端水平显示背侧腔室的肌腱。在图 2-2A 中，注意肌腱下方的桡骨和尺骨。如果在腕骨或掌骨水平上进行扫描，则上述的肌腱排列就不存在，因为它们是以不同的方向交叉行进到各自的远端附着部位。

## 三、桡尺远侧关节

1. 患者体位：坐位或仰卧位，将腕完全旋前并放在桌子上。
2. 探头 / 换能器放置位置：
   （1）短轴视图 / 横向视图：将换能器放置于桡骨和尺骨的远端背侧之上，跨越两个骨。
   （2）长轴视图 / 纵向视图：一旦在短轴视图中定位了关节，即可以将探头转动 90° 以获得评估关节的长轴视图（图 2-18 ）。

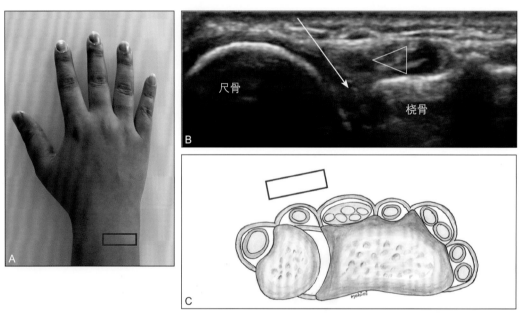

图 2-18　桡尺远侧关节。（A）探头放置位置。（B）桡尺远侧关节的超声图像（白色箭头所示）：可见小指伸肌（白色三角形所示）覆盖其上。小指伸肌在此图像中由于各向异性而呈暗影。（C）桡尺远侧关节成像的相关解剖以及换能器位置

3. 相关解剖：三角纤维软骨复合体（ triangular fibrocartilage complex, TFCC ）是桡尺远侧关节的主要稳定结构。第五背侧腔室中的小指伸肌肌腱直接覆盖在桡尺远侧关节上。在掌侧，旋前方肌的纤维是横向的 [11]。
4. 应记住的要点：桡尺远侧关节在类风湿性关节炎中常受累，可导致其上面的小指伸肌肌腱发生继发病变。

# 四、舟月韧带

该区域的解剖结构如图 2-19 所示。

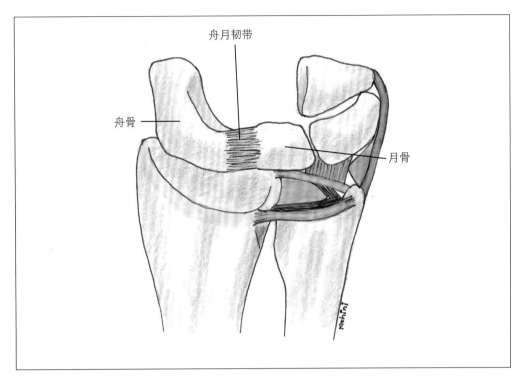

舟月韧带

舟骨

月骨

图 2-19　舟月韧带的相关解剖

1. 患者体位：坐位，检查背侧部分时将腕完全旋前并轻微屈腕，检查掌侧部分时将腕旋后并轻微伸腕[12]。
2. 探头 / 换能器放置位置：
   （1）短轴视图 / 横向视图：在短轴视图中定位 Lister 结节，然后将探头向远端移动，以获得舟月关节视图以显示它们之间的间隔。舟月韧带背侧带表现为高回声三角形结构，平均厚度为 1.1 mm，平均长度为 4.2 mm[13]。短轴视图是评估该区域的最佳视图（图 2-20）[12]。
   　　舟月韧带掌侧部分：将探头在掌侧跨越舟骨和月骨间隙放置，掌侧部分的图像表现为高回声的纤维结构（图 2-21）[12]。
   （2）长轴视图 / 纵向视图：一旦在短轴视图中定位了舟月关节，如果需要，则旋转探头以在长轴视图中评估关节。
3. 相关解剖：Lister 结节是一个重要的骨性标志物，可以导航到舟骨月骨间隙背侧。

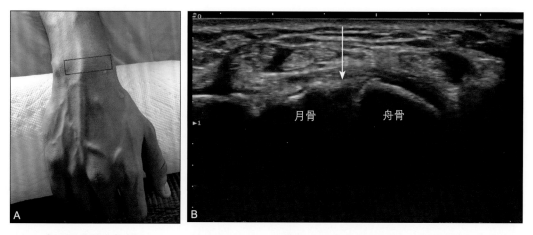

**图 2-20**　舟月韧带的背侧部分。（A）探头放置位置。将腕完全旋前并轻微屈腕。在短轴视图中定位 Lister 结节，然后将探头向远端移动，以获得舟月关节视图，从而显示舟月韧带背侧部分的情况。（B）舟月韧带背侧部分的超声图像：可见高回声的纤维结构（白色箭头所示）

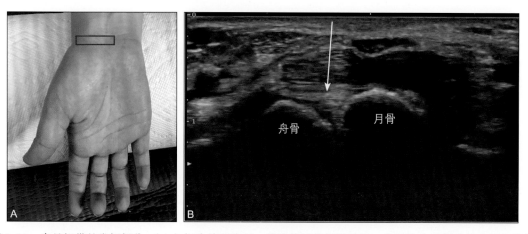

**图 2-21**　舟月韧带的掌侧部分。（A）探头放置位置。将腕旋后并轻微伸腕。将探头在掌侧跨越舟骨和月骨间隙放置，以显示舟月韧带掌侧部分的高回声纤维结构。（B）舟月韧带掌侧部分的超声图像：可见为高回声的纤维结构（白色箭头所示）

4. 应记住的要点：在韧带撕裂的情况下，可将一侧的舟骨月骨间隙的距离与对侧的进行比较。舟骨月骨间隙距离＞4.2 mm 则表明舟月韧带背侧部分撕裂。动态评估可以通过向桡侧 / 尺侧偏斜或握拳来进行[12]。

# 五、三角纤维软骨复合体

三角纤维软骨复合体（TFCC）区域的解剖结构如图 2-22 所示。

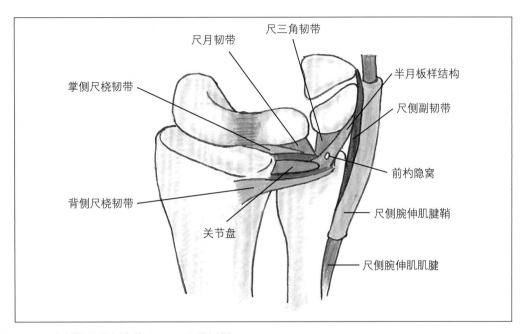

**图 2-22**　三角纤维软骨复合体（TFCC）的解剖

1. 患者和探头 / 换能器放置位置：
   （1）背侧视图：患者取坐位，将手完全旋前并放在桌子上。让患者将腕桡侧偏斜以打开腕的尺侧。在患者腕关节背面尺侧上将换能器以长轴方向放置，将尺骨远端和三角骨保持留在视图中。在尺侧腕伸肌（ECU）肌腱的视图中可见 TFCC 为尺骨和三角骨之间的一个三角形区域（图 2-23）。

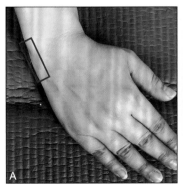
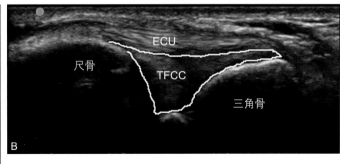

**图 2-23**　三角纤维软骨复合体（TFCC）的背侧视图。（A）探头放置位置。将腕完全旋前并放在桌子上。让患者将腕桡侧偏斜以打开腕关节的尺侧。在腕关节背面尺侧上将换能器以长轴方向放置，保持尺骨远端和三角骨在视图中。（B）TFCC 的背侧超声图像：通过尺侧腕伸肌肌腱的声窗，可见 TFCC 为尺骨和三角骨之间的一个三角形区域

（2）掌侧视图：将手放在桌子上，完全旋后。将探头以长轴方向放置放在腕的尺侧，以
　　从前面观察 TFCC 区域（图 2-24）。

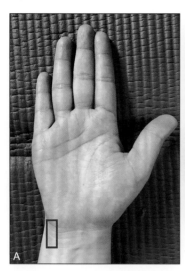
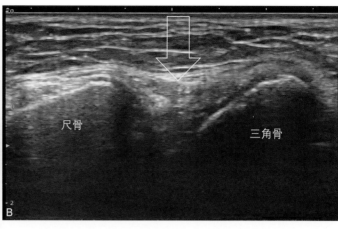

**图 2-24**　三角纤维软骨复合体（TFCC）的掌侧视图。（A）探头放置位置。将手完全旋后并放在桌子上。在腕的尺侧将探头以长轴方向放置，从前面观察 TFCC 区域。（B）TFCC（白色箭头所示）的掌侧超声图像：可见 TFCC 为三角骨和尺骨之间的一个三角形区域

（3）尺桡背侧韧带：将手旋前并放在桌子上。将探头跨越桡骨和尺骨放置在背侧，以显
　　示高回声的尺桡背侧韧带（图 2-25）。

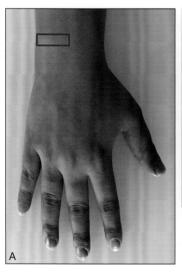
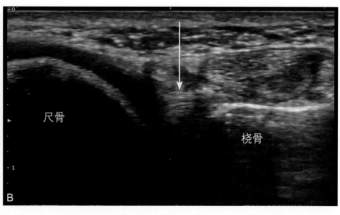

**图 2-25**　尺桡背侧韧带。（A）探头放置位置。将手旋前并放在桌子上。将探头跨越桡骨和尺骨放置在背侧。（B）尺桡背侧韧带（白色箭头所示）的超声图像：可见一个高回声的纤维结构

（4）尺桡掌侧韧带和关节盘视图：将腕旋后并轻度伸腕。将探头跨越桡骨和尺骨放置在
掌侧，以显示高回声的尺桡掌侧韧带（图 2-26）[12]。

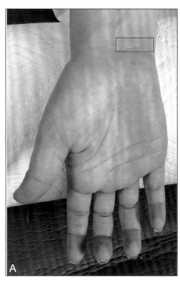 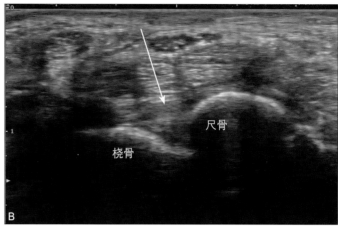

**图 2-26**　尺桡掌侧韧带。（A）探头放置位置。将腕旋后并轻微伸腕。将探头跨越桡骨和尺骨放置在掌侧。
（B）尺桡掌侧韧带（白色箭头所示）的超声图像：可见一个高回声的纤维结构。在尺桡掌侧韧带更深的部位
还可以看到一个三角形结构的关节盘

2. 相关解剖：TFCC 的组成包括背侧和掌侧的尺桡韧带、中央关节盘、半月板样结构、尺侧
   副韧带（ulnar collateral ligament, UCL）、第五和第六背侧腔室的腱鞘、尺月韧带的近端
   部分和尺侧三角韧带[14]。对于这个部位的详细评估，超声成像并不适用，需要应用磁共
   振成像或关节镜评估。超声成像只能看到 TFCC 的边缘。

3. 应记住的要点：有 TFCC 撕裂的患者的表现有：尺侧疼痛，不稳定，弹响，以及难以进
   行转动门把手等类似活动，患者在做腕桡侧偏斜和尺侧偏斜时常常会感觉疼痛。

# 六、手和手指

## （一）掌侧

该区域的解剖结构如图 2-27 和 2-28 所示。

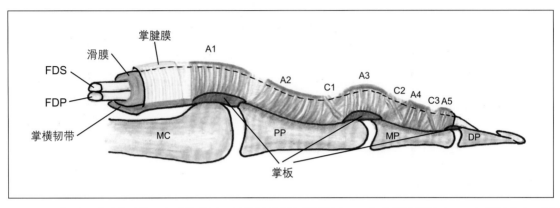

**图 2-27**　指屈肌腱及其腱鞘。在手指掌侧，屈指肌腱［指深屈肌（FDP）和指浅屈肌（FDS）肌腱］有一层滑膜（蓝色）包裹着并包含在屈指腱鞘（紫色）内，后者分为环形部（A1 ~ A5）和交叉部（C1 ~ C3）。掌指关节（MCPJ）、近端指间（PIP）关节和远端指间关节在掌侧被掌板（橙色）覆盖，掌板也为两侧的屈肌腱腱鞘提供附着点。当手指屈伸时，屈肌腱腱鞘可使屈肌腱靠近骨骼和关节来为其提供稳定（DP：远节指骨）

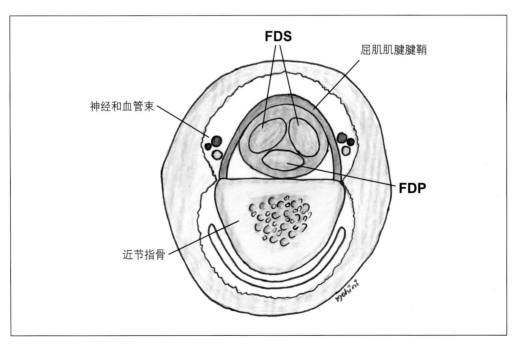

**图 2-28**　手指在近节指骨位置的横向掌侧视图：可见滑膜层（粉红色）包绕指浅屈肌（FDS）的两条肌腱和指深屈肌（FDP）的一条肌腱，这些结构均包含在屈肌腱腱鞘内（蓝色）。肌腱的两侧是指神经和血管束

1. 患者体位：坐位，将腕完全旋后并放在桌子上。
2. 探头 / 换能器放置位置：
   （1）长轴视图 / 纵向视图：将探头以长轴方向放置在目标手指上。从近端到远端扫描手指，以评估其结构的连续性（图 2-29）。

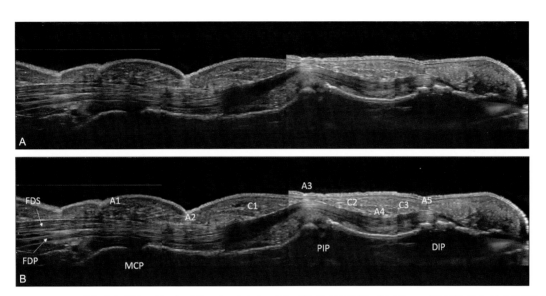

**图 2-29** （A）手指的长轴视图超声图像。（B）标记过的手指长轴视图超声图像：可见屈指肌肌腱［指深屈肌（FDP）和指浅屈肌（FDS）肌腱］、屈指腱鞘环形部（A1 ~ A5）和交叉部（C1 ~ C3）以及指间关节［远端指间（DIP）关节、掌指（MCP）关节和近端指间（PIP）关节］的位置

   （2）短轴视图 / 横向视图：将探头以短轴方向放置在目标手指上。从近端到远端扫描手指，以评估其结构的连续性（图 2-30）。

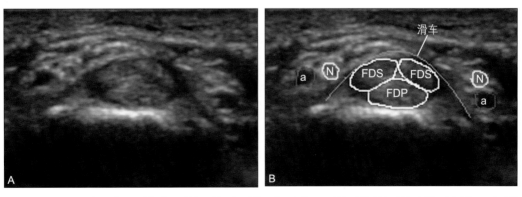

**图 2-30** （A）近节指骨水平手指的短轴视图超声图像。（B）标记过的手指的短轴视图超声图像：可见指浅屈肌（FDS）肌腱覆盖着一个单个的指深屈肌（FDP）肌腱，它们被包裹在屈肌腱腱鞘（蓝色）内，两侧有指动脉（白色 a）和指神经（N）

3. 相关解剖：了解手指的解剖结构非常重要。图 2-27 显示了手指的指深屈肌（flexor digitorum profundus, FDP）和指浅屈肌（FDS）肌腱有一层滑膜包裹，这有助于它们的滑动。这种屈肌腱腱鞘是一个管状结构，附着在指骨和掌侧韧带的边缘，它从掌骨头部延伸到远端指间关节水平。屈肌腱腱鞘根据腱鞘的纤维方向分为环形区域和交叉区域。值得注意的是，屈肌腱腱鞘形成一个隧道，其纤维在环形区域更为密集，在交叉区域是斜向排列的，在腱鞘中间的松散、薄的部分可能可以看到滑膜外突 [15-16]。

4. 应记住的要点：在掌骨头水平，FDP 肌腱比 FDS 肌腱深。在近节指骨水平，FDS 肌腱分叉，在 FDP 肌腱两侧可见两处腱片。然后 FDS 肌腱附着在中节指骨上，然后 FDP 出现于浅表，向远端延伸并附着于远端指骨上。

## （二）背侧

该区域的解剖结构如图 2-31 所示。

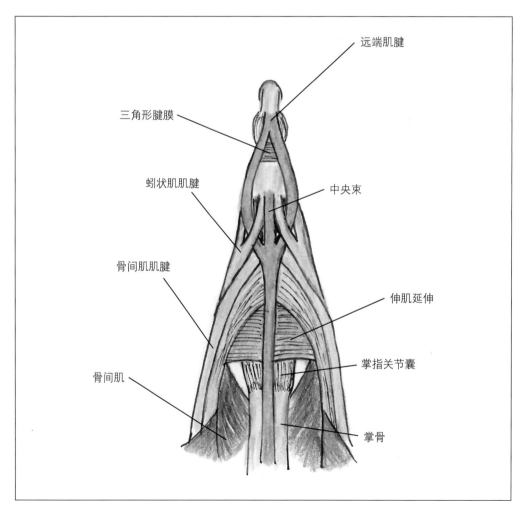

图 2-31　手指背侧的解剖

1　患者体位：坐位，将腕完全旋前并将手放在桌子上。

2.　探头 / 换能器放置位置：

（1）长轴视图 / 纵向视图：将换能器沿着伸肌肌腱放置，然后从近端到远端扫描。最远端的结构是甲床和指甲（图 2-32）。

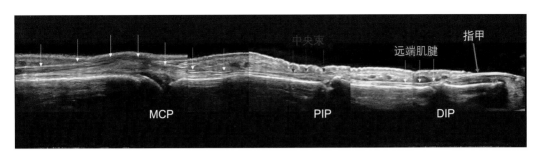

**图 2-32**　手指背侧的超声图像。可见伸肌肌腱（白色箭头所示）比手指掌侧的屈肌肌腱薄得多（DIP：远端指间；MCP：掌指；PIP：近端指间）

（2）短轴视图 / 横向视图：短轴视图是仅在长轴视图中显示伸肌肌腱后用来确认长轴视图中的发现的。

3.　相关解剖：手指的伸肌肌腱比屈肌肌腱薄得多。当伸肌肌腱的完整性有问题时，进行动态检查很重要。在超声图像中，指甲显示为高回声，甲床显示为低回声。

4.　应记住的要点：覆盖在掌指关节和指间关节上的皮肤皱褶会导致超声波束的折射和衰减，从而导致该区域的肌腱或其他目标结构的可见度差。弯曲手指可以拉伸松弛的皮肤，这是避免皮肤皱褶产生伪影的有用方法。

## （三）近端指间关节侧副韧带

1.　探头放置位置：

长轴视图：将换能器放置在手指近端指间（proximal interphalangeal, PIP）关节的尺 / 桡侧（图 2-33）。

2.　相关解剖：PIP 关节的侧副韧带分为两部分：固有韧带和附属韧带。PIP 关节的侧副韧带的固有韧带起源于近节指骨的头部，附着在中节指骨。附属韧带是侧副韧带中的较小部分，附着在掌板[17]。

3.　应记住的要点：手指扭伤可能可以观察到增厚的副韧带。

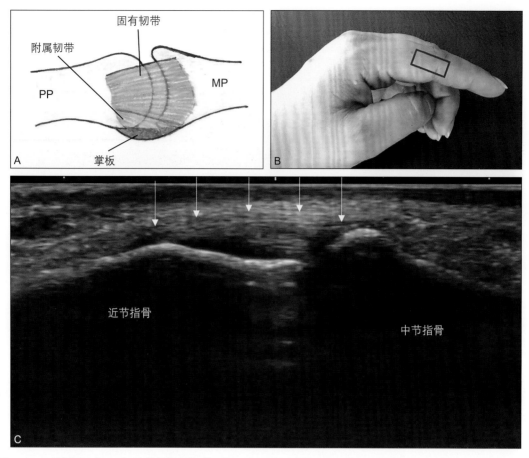

**图 2-33**　近端指间（PIP）关节的侧副韧带。（A）PIP 关节的侧副韧带的相关解剖。侧副韧带分为两部分：固有韧带（绿色）和附属韧带（蓝色）。固有韧带起源于近节指骨（PP）的头部，附着于中节指骨（MP）。附属韧带是侧副韧带的较小的那部分，与掌板相连。（B）探头放置位置。将换能器放置在手指 PIP 关节的尺 / 桡侧。（C）侧副韧带的超声图像：可见高回声纤维样结构（白色箭头所示）

## （四）第一掌指关节的尺侧副韧带和桡侧副韧带

1. 患者和探头 / 换能器放置位置：
   （1）对于尺侧副韧带（UCL）：将腕保持在旋前 / 旋后的中间位置，拇指外展。将换能器沿着第一掌指关节的尺侧长轴方向稍微倾斜地放置（图 2-34）。
   （2）对于桡侧副韧带（radial collateral ligament, RCL）：将腕外旋并放在桌子上。将换能器沿着第一掌指关节的桡侧长轴方向稍微倾斜地放置（图 2-35）。
2. 相关解剖：尺侧副韧带（UCL）和桡侧副韧带（RCL）都是第一掌指关节的主要稳定结构。RCL 和 UCL 分为较大的固有韧带和较小的附属韧带。RCL 和 UCL 的固有韧带起自第一掌骨头的背侧，附着在近节指骨基底的掌侧。RCL 和 UCL 的附属韧带附着在掌板和籽骨。在屈曲时，固有韧带绷紧；伸展时，附属韧带绷紧[18]。
3. 应记住的要点：拇收肌覆盖在 UCL 上方，相对于 UCL 呈倾斜走向。UCL 的走向为背侧

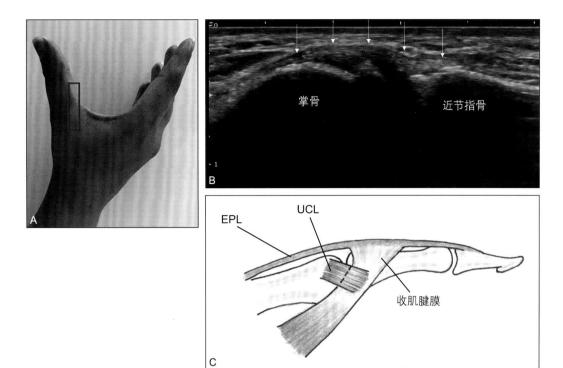

**图 2-34**　第一掌指关节的尺侧副韧带（UCL）。（A）探头放置位置。将腕保持在旋前 / 旋后的中立位，拇指外展。将换能器沿着第一掌指关节的尺侧长轴方向稍微倾斜地放置。（B）UCL（白色箭头所示）的超声图像：可见第一掌骨和近节指骨之间的高回声纤维结构。（C）相关解剖：拇收肌腱膜覆盖在 UCL 上，相对于 UCL 稍微倾斜。UCL 的走向是从背侧到掌侧，拇收肌走向是从掌侧到背侧（EPL：拇长伸肌肌腱）

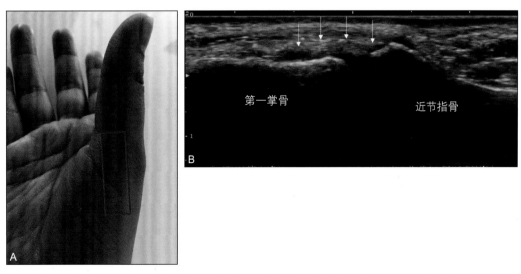

**图 2-35**　第一掌指关节的桡侧副韧带（RCL）。（A）探头放置位置：将腕旋后并放在桌子上。将换能器沿着第一掌指关节的桡侧长轴方向稍微倾斜地放置。（B）RCL 的超声图像：可见第一掌骨和近端指骨之间的高回声纤维结构（白色箭头所示）

到掌侧，拇收肌的走向为掌侧到背侧。在一个 Stener 损伤中，拇收肌腱膜可能会卡在近节指骨和向近端回缩的 UCL 之间而干扰韧带的愈合[18-19]。

## （五）手部肌肉和相关肌腱

1. 患者体位：坐位或仰卧位，将腕完全旋后并放在桌子上。
2. 探头 / 换能器放置位置：
   （1）短轴视图 / 横向视图：将换能器横向放置在手掌上，以评估手部的屈肌肌腱和蚓状肌（图 2-36 和 2-37 ）。

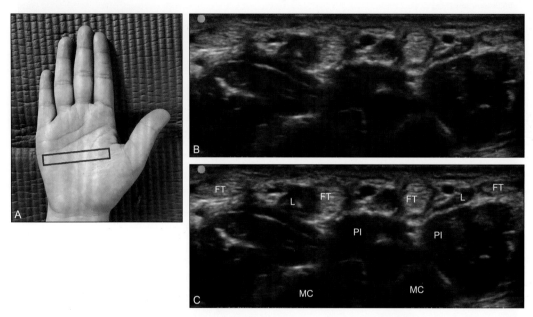

**图 2-36** 手掌在掌骨干水平的短轴视图。（A）探头放置位置。（B）掌骨干水平的手掌的超声图像。（C）标记过的屈肌肌腱（FT）、蚓状肌（L）、骨间掌侧肌（PI）和掌骨（MC）的超声图像

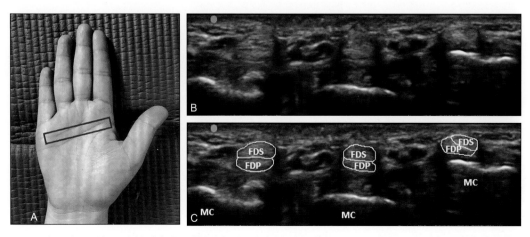

**图 2-37** 掌骨头 - 颈交界处的手掌的短轴视图。（A）探头放置位置。（B）掌骨 - 头颈交界处的手掌的超声图像。（C）标记过的指浅屈肌（FDS）、指深屈肌（FDP）和掌骨（MC）的超声图像

（2）长轴视图 / 纵向视图：将换能器旋转 90° 以在长轴视图中显示目标结构。

3. 相关解剖：在手部，屈肌肌腱是 FDP 排列在 FDS 的深方，蚓状肌位于这两个屈肌腱的两侧，但第一手指除外，后者只有一个拇长屈肌（flexor pollicis longus，FPL）肌腱附着在远节指骨上。FPL 肌腱横向穿过大鱼际肌到达第一手指（图 2-38）。

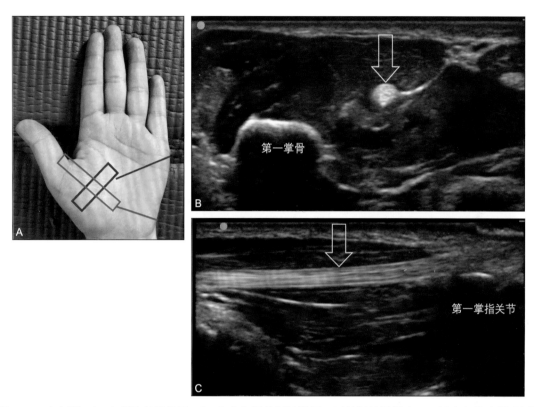

**图 2-38** 大鱼际。（A）探头放置位置。（B）大鱼际的短轴视图：可见拇长屈肌（FPL）（白色箭头所示）被大鱼际肌围绕。（C）大鱼际的长轴视图超声图像：可见 FPL（白色箭头所示）上下都有大鱼际肌

4. 应记住的要点：在手掌和腕水平，由于附近存在低回声肌肉，屈肌肌腱的腱鞘炎可能会漏诊。在滑膜炎或腱鞘炎时，应进行彩色超声检查，以发现其血管生成的征象。

## （六）腕掌关节

1. 患者体位：坐位或仰卧位；观察第一腕掌（carpometacarpal，CMC）关节时，将腕保持在旋前 / 旋后的中立位；而观察其他腕掌关节时，将腕完全旋前且手掌朝下。
2. 探头 / 换能器放置位置：

（1）长轴视图／纵向视图：将换能器沿着目标腕掌关节的腕骨和掌骨长轴方向放置（图 2-39 和 2-40）。

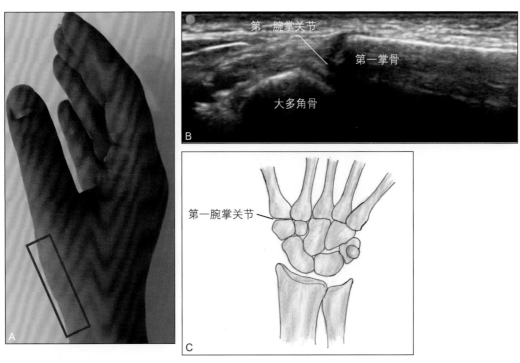

**图 2-39**　第一腕掌关节。（A）探头放置位置。（B）第一腕掌关节的超声图像。（C）相关解剖

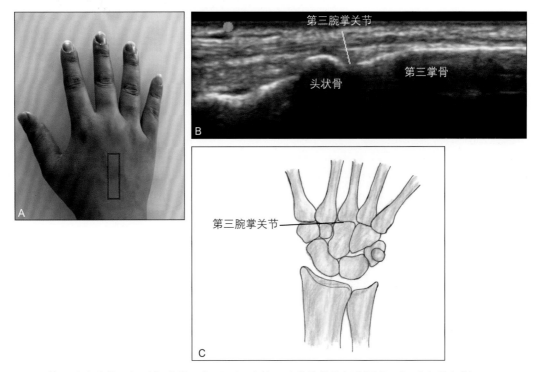

**图 2-40**　第三腕掌关节。（A）探头放置位置。（B）第三腕掌关节的超声图像。（C）相关解剖

（2）短轴视图 / 横向视图：如果需要，将换能器横向放置在腕掌关节上。

3. 相关解剖：对于第一腕掌关节的成像，重要的是四个骨性结构——桡骨远端、舟骨、大多角骨和第一掌骨近端的可视化——以及之后使目标区域置于在焦点区域，即第一腕掌关节。这种方法可以确保这个区域的其他病变不被漏诊。对于第二至第三腕掌关节的成像，将换能器放置在掌骨近端。

4. 应记住的要点：第一腕掌关节的关节炎很常见。超声成像是能发现早期骨改变和滑膜炎的一个非常好的工具，这些早期改变在 X 线片中经常被遗漏。

腕骨突起是第二或第三腕掌关节的骨性突起，可能表现为手背隆起。有时它可能与覆盖骨突起的囊肿或囊性肿块有关。

# 参考文献

1. Georgiev GP, Karabinov V, Kotov G, Iliev A. Medical ultrasound in the evaluation of the carpal tunnel: a critical review. *Cureus*. 2018; 10(10): e3487.
2. Park GY, Kwon DR, Seok JI, Park DS, Cho HK. Usefulness of ultrasound assessment of median nerve mobility in carpal tunnel syndrome. *Acta Radiol*. 2018; 59(12): 1494-1499.
3. Cartwright MS, Walker FO. Neuromuscular ultrasound in common entrapment neuropathies. *Muscle Nerve*. 2013; 48(5): 696-704.
4. van Doesburg MH, Mink van der Molen A, Henderson J, Cha SS, An KN, Amadio PC. Sonographic measurements of subsynovial connective tissue thickness in patients with carpal tunnel syndrome. *J Ultrasound Med*. 2012; 31(1): 31-36.
5. Werthel JD, Zhao C, An KN, Amadio PC. Carpal tunnel syndrome pathophysiology: role of subsynovial connective tissue. *J Wrist Surg*. 2014; 3(4): 220-226.
6. Chammas M, Boretto J, Burmann LM, Ramos RM, Dos Santos Neto FC, Silva JB. Carpal tunnel syndrome–part I (anatomy, physiology, etiology and diagnosis). *Rev Bras Ortop*. 2014; 49(5): 429-436.
7. Miyamoto H, Siedentopf C, Kastlunger M, et al. Intracarpal tunnel contents: evaluation of the effects of corticosteroid injection with sonoelastography. *Radiology*. 2014; 270(3): 809-815.
8. Bishop AT, Gabel G, Carmichael SW. Flexor carpi radialis tendinitis. Part I: operative anatomy. *J Bone Joint Surg Am*. 1994; 76(7): 1009-1014.
9. Mahakkanukrauh P, Mahakkanukrauh C. Incidence of a septum in the first dorsal compartment and its effects on therapy of de Quervain's disease. *Clin Anat*. 2000; 13(3): 195-198.
10. Plotkin B, Sampath SC, Sampath SC, Motamedi K. MR imaging and US of the wrist tendons. *Radiographics*. 2016; 36(6): 1688-1700.
11. Haugstvedt JR, Langer MF, Berger RA. Distal radioulnar joint: functional anatomy, including pathomechanics. *J Hand Surg Eur Vol*. 2017; 42(4): 338-345.
12. Taljanovic MS, Goldberg MR, Sheppard JE, Rogers LF. US of the intrinsic and extrinsic wrist ligaments and triangular fibrocartilage complex—normal anatomy and imaging technique. *Radiographics*. 2011;31(1):E44.
13. Meyer P, Lintingre PF, Pesquer L, Poussange N, Silvestre A, Dallaudiere B. Imaging of wrist injuries: a standardized US examination in daily practice. *J Belg Soc Radiol*. 2018; 102(1): 9.
14. Mathoulin C. Anatomy of the triangular fibrocartilage complex: current concepts. In: Mathoulin C, ed. *Wrist Arthroscopy Techniques*. Stuttgart, Germany: Thieme; 2015.
15. Jones MM, Amis AA. The fibrous flexor sheaths of the fingers. *J Anat*. 1988; 156: 185-196.
16. Doyle JR. Anatomy of the finger flexor tendon sheath and pulley system. *J Hand Surg*. 1988; 13(4): 473-484.
17. Allison DM. Anatomy of the collateral ligaments of the proximal interphalangeal joint. *J Hand Surg*. 2005; 30(5):

1026-1031.

18. Rawat U, Pierce JL, Evans S, Chhabra AB, Nacey NC. High-resolution MR imaging and US anatomy of the thumb. *Radiographics*. 2016; 36(6): 1701-1716.

19. Ebrahim FS, Jager T, Marcelis S, Jamadar DA, Jacobson JA. US diagnosis of UCL tears of the thumb and Stener lesions: technique, pattern-based approach, and differential diagnosis. *Radiographics*. 2006; 26(4): 1007-1020.

# 第 3 章

# 肘部

Mohini Rawat 著

## 目录

## 一、肘前侧

（一）关节解剖

1. 患者体位：坐位，肘部放在桌子上，完全旋后并伸直。

2. 探头 / 换能器放置位置：以短轴方向将探头横向放置在肘前侧。然后将探头旋转 90°，以在长轴视图中显示关节的前内侧和前外侧（图 3-1 至 3-4 ）。

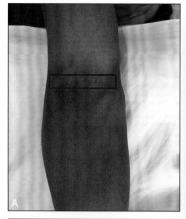

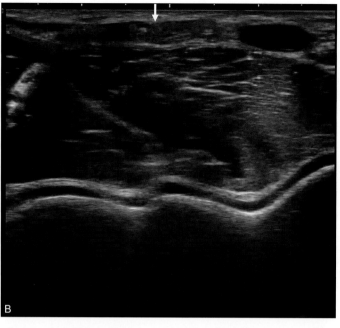

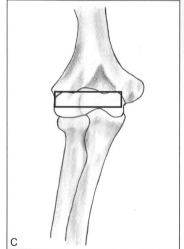

**图 3-1** 肘前侧的短轴视图。（ A ）探头放置位置。（ B ）肘前侧的短轴视图超声图像：可见一个高回声的骨性界面被一个无回声的软骨界面覆盖；肱二头肌肌腱远端（ DBT ）（白色箭头所示）是高回声和最表浅的肌腱。（ C ）相关解剖以及探头放置位置

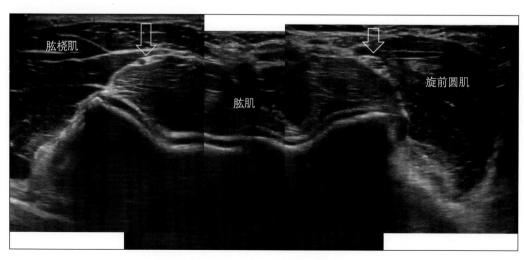

**图 3-2** 肘前侧的扩展合成的短轴视图超声图像：显示了软组织结构。可见桡神经（黄色箭头所示）位于肱肌和肱桡肌之间。正中神经（白色箭头所示）位于肱肌和旋前圆肌之间

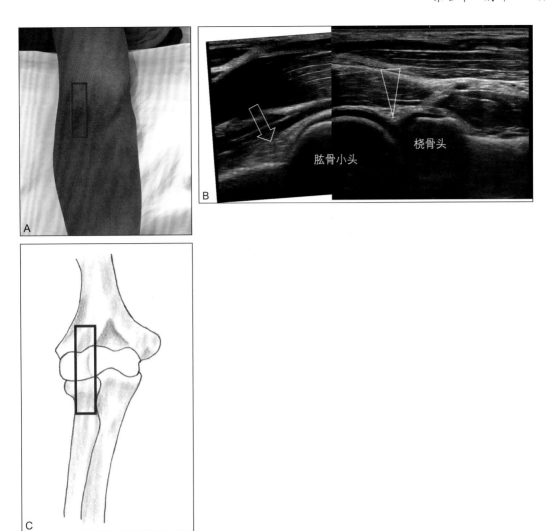

**图 3-3**　肘前外侧的长轴视图。（A）探头放置位置。（B）肘前外侧的长轴视图超声图像：显示了桡窝（白色箭头所示）、关节（白色三角形所示）以及桡骨头和桡骨颈部等结构。（C）相关解剖以及探头放置位置

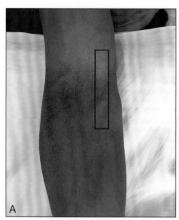

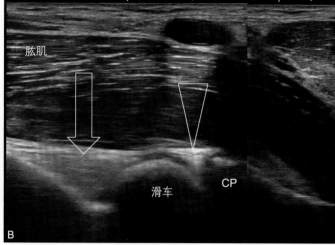

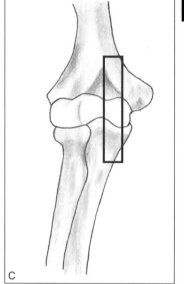

**图 3-4** 肘前内侧的长轴视图。（A）探头放置位置。（B）肘前内侧的长轴视图超声图像：显示了肱骨的冠突窝（白色箭头所示）、关节（白色三角形所示）、冠突（CP）和滑车。（C）相关解剖以及探头放置位置

3. 相关解剖：在超声图像上，肱骨远端表现为一个高回声的骨界面被无回声的软骨层覆盖。凸面是肱骨小头，凹面是肱骨滑车，后者被分为外侧面和内侧面[1]。覆盖在关节面上的是肱肌肌腹。在桡侧，可以看见肱桡肌。桡神经位于肱肌和肱桡肌之间。在尺侧，可以看见旋前圆肌。在肱肌和旋前圆肌之间，正中神经与肱动脉相邻。

4. 应记住的要点：软骨在肘关节完全伸展时显示最为清晰。屈肘会限制肱骨远端表面软骨的显示。

## （二）肱二头肌肌腱远端

肱二头肌肌腱远端（distal biceps tendon, DBT）的相关解剖如图 3-5 所示。

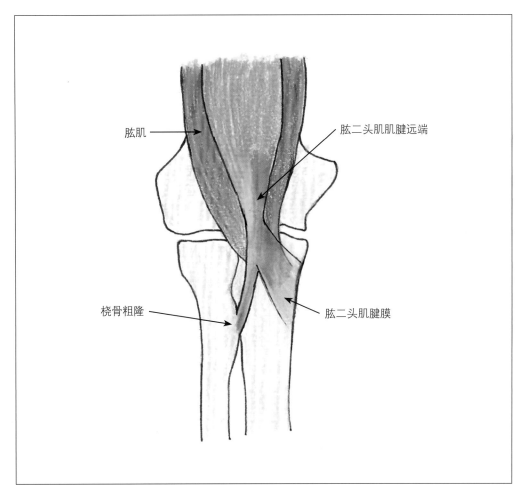

**图 3-5** 肱二头肌肌腱远端（DBT）的相关解剖。在附着于桡骨粗隆之前，DBT 主要从额面扭转到矢状面。当 DBT 穿过肘关节时，薄纤维样结构的肱二头肌腱膜（绿色）向尺骨方向呈扇形分出，与浅筋膜融合并贯穿前臂屈肌间室

1. 患者体位：坐位，前臂完全旋后，肘微屈。
2. 探头 / 换能器放置位置：
   （1）短轴视图：将探头横向放置在肘前侧，以显示 DBT（图 3-6）。

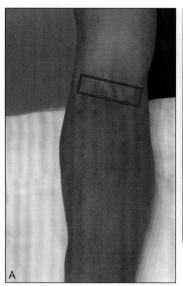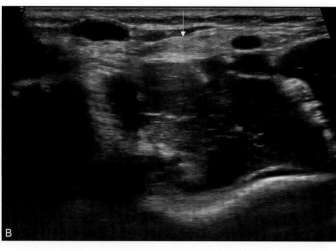

**图 3-6**　肱二头肌肌腱远端（DBT）的短轴视图，前侧显示。（A）探头放置位置。（B）DBT（白色箭头所示）的短轴视图超声图像

   （2）长轴视图：
   　　1）前侧显示：将探头从短轴方向上旋转 90°，以在长轴视图中显示 DBT，其附着于桡骨粗隆上。在此处，为了显示 DBT 附着于桡骨粗隆的那部分纤维，需要使前臂被动旋后并增加探头远端的压力[1-2]（图 3-7）。

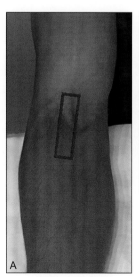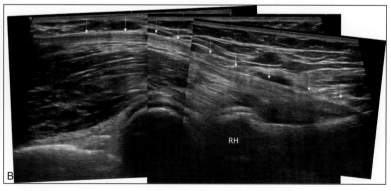

**图 3-7**　肱二头肌肌腱远端（DBT）的长轴视图，前侧显示。（A）探头放置位置。（B）DBT（白色箭头所示）的长轴视图超声图像（RH：桡骨头）

2）外侧显示：将探头放在肘外侧，屈肘 90°，前臂旋后，通过前臂伸肌、肱桡肌和旋后肌在长轴视图中显示 DBT[1,3]（图 3-8）。

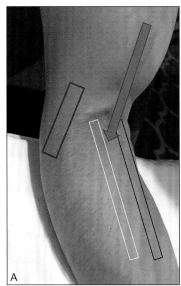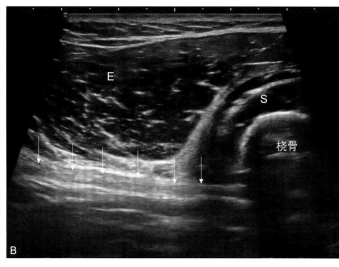

**图 3-8**　肱二头肌肌腱远端（DBT）的长轴视图，外侧显示。（A）探头放置位置：探头（红色矩形所示），DBT（蓝色箭头所示），桡骨（黄色矩形所示），尺骨（黑色矩形所示）。（B）DBT 的长轴视图超声图像：屈肘 90°，前臂旋后，通过前臂伸肌（E）、肱桡肌和旋后肌（S）组成的声窗显示

3）内侧显示：屈肘 90°，前臂旋后，将探头沿长轴方向放置于 DBT 内侧，以通过屈肌 - 旋前肌的声窗显示 DBT。肱动脉位于 DBT 的内侧，有助于增强其回声[1,4]（图 3-9）。

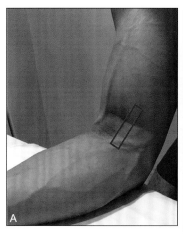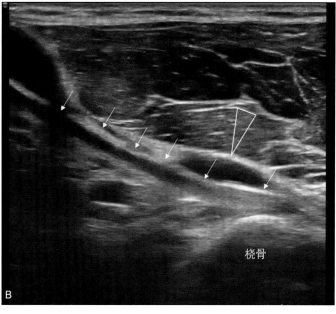

**图 3-9**　肱二头肌肌腱远端（DBT）的长轴视图，内侧显示。（A）探头放置位置。（B）DBT（白色箭头所示）的长轴视图超声图像：显示了肱动脉（白色三角形所示）。屈肘 90°，前臂旋后，将探头沿长轴方向放置于 DBT 的内侧，通过屈肌 - 旋前肌构成的声窗来显示。肱动脉位于 DBT 的内侧

4）后侧显示：这是 DBT 纤维远端的有限视图。最大限度地屈肘并将肘部放在桌子上，同时前臂完全旋前并屈腕。在距离鹰嘴突大约 4 cm 远的桡骨粗隆水平，将探头横向放置在桡骨和尺骨之间。做前臂的旋后和旋前动作，DBT 在旋前时能被显示，而在旋后时消失[1]（图 3-10）。

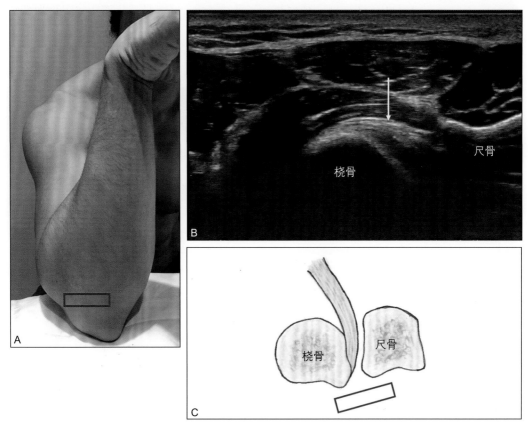

**图 3-10**  肱二头肌肌腱远端（DBT）的长轴视图，后侧显示。（A）探头放置位置。（B）桡骨和尺骨之间的 DBT（白色箭头所示）。最大限度地屈肘并将肘部放在桌子上，同时前臂完全旋前并屈腕。在距离鹰嘴突大约 4 cm 远的桡骨粗隆水平，将探头横向放置在桡骨和尺骨之间。（C）相关解剖以及探头放置位置

3. 相关解剖：在附着于桡骨粗隆之前，DBT 主要从额面向矢状面扭转。当 DBT 穿过肘关节时，薄的纤维样肱二头肌腱膜向尺骨方向呈扇形分出，与浅筋膜融合，并贯穿前臂屈肌间室[5]。DBT 附着在桡骨粗隆上的覆盖区分为两部分：肱二头肌肌腱长头在近端的覆盖区较大，肱二头肌肌腱短头在远端的覆盖区较薄小[5]。DBT 周围有肱二头肌桡骨滑囊，在正常状态时超声成像并不显示。

4. 应记住的要点：因为 DBT 纤维从额面到矢状面呈 90° 扭曲，并且在附着于桡骨内侧时从肘关节水平的最浅层突然变化到最深层，所以在长轴视图中看到这个肌腱非常具有挑战性。了解纤维方向和肌腱走行有助于正确显示肌腱。为了减少因纤维倾斜方向造成的折射伪影，将前臂完全旋后并增加探头远端的压力，以使探头与肌腱平行非常重要。

## （三）肱肌

1. 患者体位：坐位，伸肘并将肘部放在桌子上。
2. 探头 / 换能器放置位置：将探头横向放置在肘前侧，在短轴视图中显示肱肌，然后将探头向远端移动，以显示肱肌的远端。然后将探头旋转 90°，以在长轴视图中显示肱肌肌腱复合体，因为它附着在尺骨冠突上（图 3-11 和 3-12）。

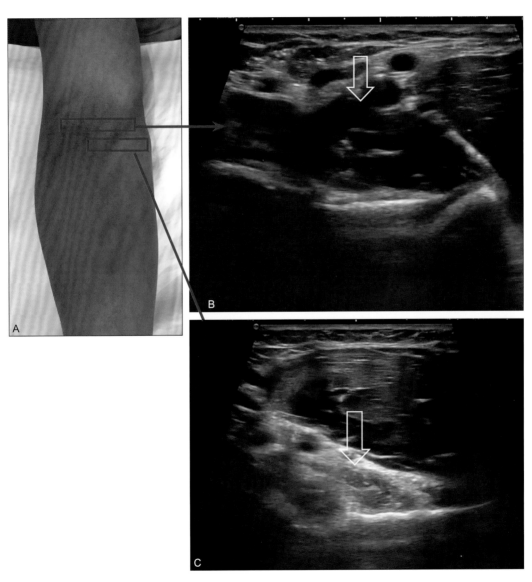

**图 3-11** 肱肌的短轴视图。（A）探头放置位置。（B）肱肌（白色箭头所示）在近端水平的短轴视图超声图像。（C）肱肌肌腱（白色箭头所示）在远端水平的短轴视图超声图像

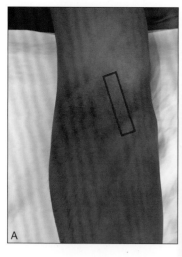
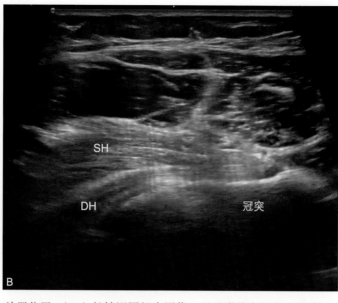

**图 3-12** 肱肌的长轴视图。（A）探头放置位置。（B）长轴视图超声图像：显示附着在冠突上的肱肌浅头（SH）和深头（DH）

3. 相关解剖：肱肌分为两部分：浅头，较大，起自肱骨中 1/3 的前外侧面和外侧肌间隔；深头，起自肱骨前侧的远 1/3 和内侧肌间隔。肱肌向远端延伸并附着于尺骨冠突。肱肌的浅头比深头的附着点更远 [6]。

4. 应记住的要点：肱肌远端的肌腱比 DBT 薄。肱肌肌腱远端附着于尺骨冠突的变异包括纯肌肉性、腱性或混合性 [1]。

## （四）旋前圆肌

该区域的相关解剖如图 3-13 所示。

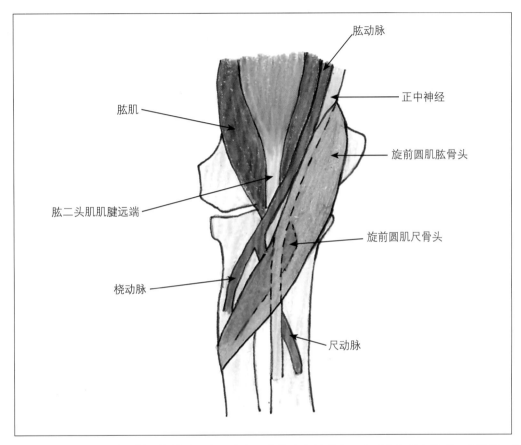

图 3-13　旋前圆肌的相关解剖。旋前圆肌有两个头：肱骨头和尺骨头。这两个头融合形成一个肌腹，后者通过一个短肌腱附着于桡骨的中 1/3 的外侧。正中神经位于旋前圆肌的尺骨头和肱骨头之间。尺动脉在旋前圆肌尺骨头深部

1. 患者体位：坐位，伸肘且前臂完全旋后。
2. 探头 / 换能器放置位置：将探头横向放置在肱骨远端水平的旋前圆肌上，然后沿肌腹向远端移动，以扫描旋前圆肌的肱骨头和尺骨头，因为它们向桡骨外侧的远端方向移动。然后将探头旋转 90°，以获得旋前圆肌的长轴视图，它附着在桡骨的侧面（图 3-14 至 3-16）。

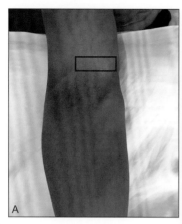
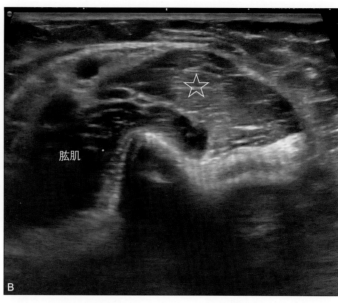

图 3-14　在旋前圆肌肱骨头水平的短轴视图。（A）探头放置位置。（B）旋前圆肌肱骨头（白色星形所示）的短轴视图超声图像：可见其在肱肌内侧

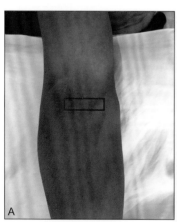
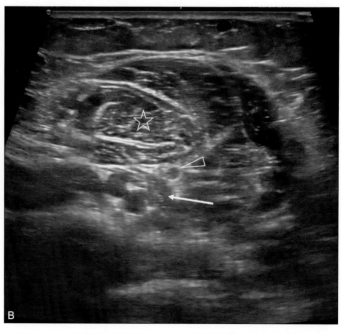

图 3-15　在旋前圆肌尺骨头水平的短轴视图。（A）探头放置位置。（B）在旋前圆肌尺骨头水平的短轴视图超声图像。显示了旋前圆肌肱骨头（白色星形所示）、旋前圆肌尺骨头（白色箭头所示）以及两者之间的正中神经（白色三角形所示）

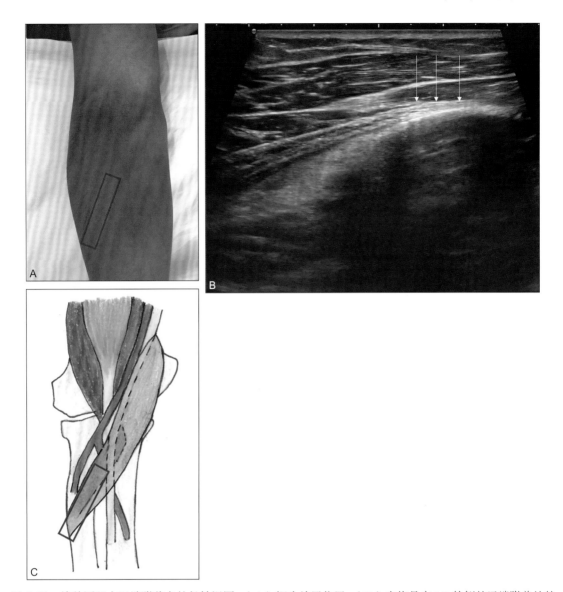

**图 3-16**　旋前圆肌在远端附着点的长轴视图。（A）探头放置位置。（B）在桡骨中 1/3 外侧的远端附着处的旋前圆肌肌腱（白色箭头所示）的长轴视图超声图像。（C）相关解剖以及探头的放置

3. 相关解剖：旋前圆肌有两个头：肱骨头和尺骨头。旋前圆肌的肱骨头起自肱骨内上髁、上臂内侧肌间隔、内侧屈肌总腱和前臂筋膜的近端和前部。旋前圆肌的尺骨头起源于冠突内侧缘和肱肌肌腱内侧面。这两个头融合成一个肌腹，后者通过一个短肌腱附着于桡骨中 1/3 的外侧 [7]。

4. 应记住的要点：要求患者屈肘后进行抗阻旋前，然后检查者再使患者前臂伸展，这种动态操作有助于发现局部正中神经受压 [7]。

# 二、肘内侧

## （一）屈肌总腱

1. 患者体位：坐位，肘稍屈曲和前臂外旋。
2. 探头/换能器放置位置：将探头在作为骨性标志的内上髁上沿着屈肌总腱的方向放置。屈肌总腱比伸肌总腱短。在长轴视图位置上将探头旋转90°以获得短轴视图[8]（图3-17和3-18）。

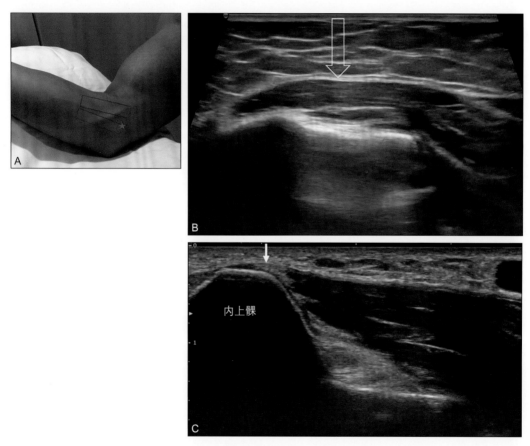

**图 3-17** 屈肌总腱起点的长轴视图。（A）探头放置位置：将探头放置在内上髁上（蓝色星形所示）。（B）旋前圆肌肱骨头（白色箭头所示）的长轴视图超声图像：可见旋前圆肌肱骨头起自内上髁的近端和前部。（C）屈肌总腱起点（白色箭头所示）在内上髁的长轴视图超声图像

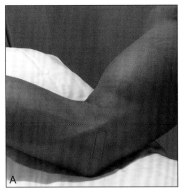 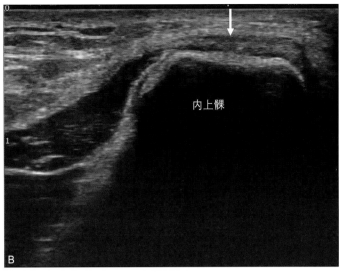

内上髁

**图 3-18** 屈肌总腱的短轴视图。(A) 探头放置位置。(B) 屈肌总腱肌腱的短轴视图超声图像(白色箭头所示):在内上髁处

3. 相关解剖:屈肌 - 旋前肌总腱起自内上髁。

4. 应记住的要点:可见尺侧副韧带(ulnar collateral ligament, UCL)的前束在屈肌 - 旋前肌总腱起点的深部。

## （二）尺神经

1. 患者体位：仰卧位，屈肘，前臂外旋。
2. 探头 / 换能器放置位置：将探头跨越内上髁和鹰嘴突放置在肘内侧上，以在短轴视图中显示尺神经。然后将探头旋转 90°，以在长轴视图中显示尺神经（图 3-19 和 3-20 ）。

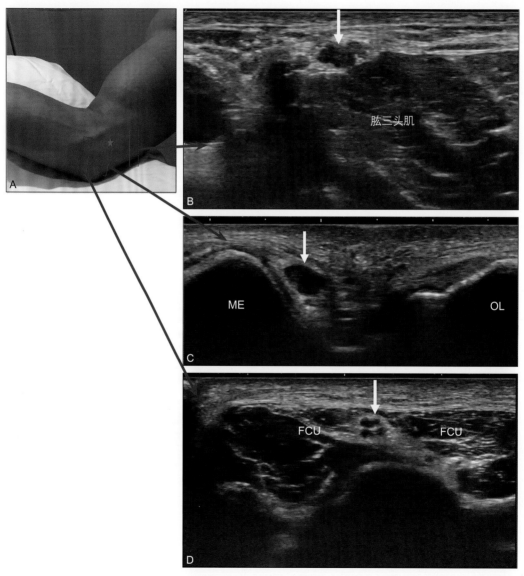

**图 3-19**　尺神经的短轴视图。（ A ）探头放置位置：将探头放置在内上髁上（蓝色星形所示）。（ B ）内上髁近端水平的尺神经：可见其在肱三头肌上方（白色箭头所示）。（ C ）在内上髁水平的尺神经（白色箭头所示）：可见其位于内上髁（ ME ）和尺骨鹰嘴（ OL ）之间。（ D ）在尺侧腕屈肌（ FCU ）的两个头之间的尺神经（白色箭头所示）

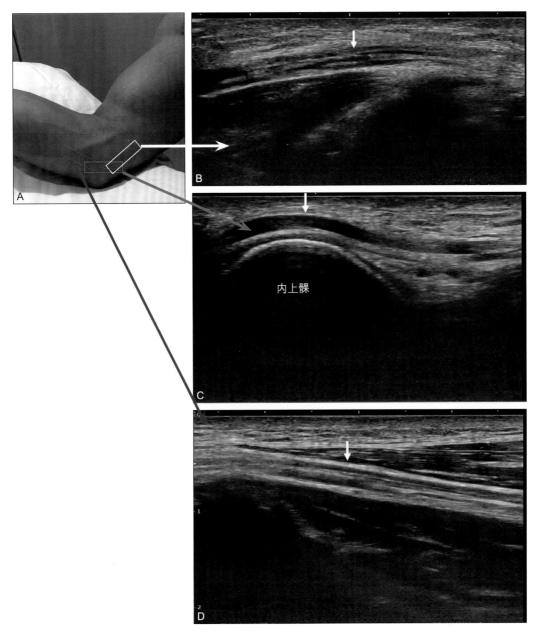

**图 3-20**　尺神经的长轴视图。( A ) 探头放置位置。( B ) 在内上髁近端的尺神经 ( 白色小箭头所示 )。( C ) 在内上髁的尺神经 ( 白色箭头所示 )。( D ) 在内上髁远端、尺侧腕屈肌 ( FCU ) 两个头之间的尺神经 ( 白色箭头所示 )

3. 相关解剖：尺神经在其进入肘管之前位于内上髁的后侧，并在通过尺侧腕屈肌 ( FCU ) 的两个头后出现在前侧。肘管是一个纤维骨性隧道，其顶部由连接内上髁和鹰嘴突的 Osborne 筋膜构成 [8]。

4. 应记住的要点：扫描肘部尺神经时，需要了解尺神经在肱骨上髁周围的走行，需要轻微旋转探头，顺应尺神经走行方向。

## （三）尺侧副韧带

该区域的相关解剖如图 3-21 所示。

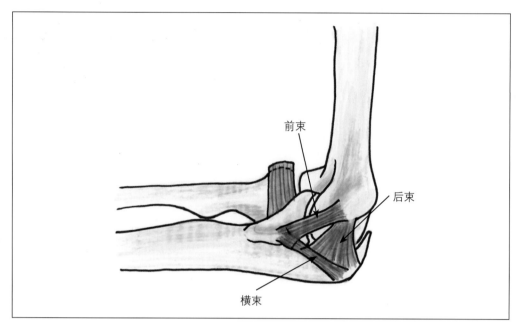

**图 3-21** 肘关节的尺侧副韧带（UCL）的解剖。有三束：前束、后束、横束（或斜束）

1. 患者体位：坐位，肘轻屈和前臂外旋。
2. 探头 / 换能器放置位置：将探头放置在作为骨性标志的内上髁上并沿着屈肌总腱放置。屈肌总腱深部的尺侧副韧带（UCL）前束一个高回声的纤维样结构，附着于尺骨结节。UCL后束在内上髁和鹰嘴突之间的尺神经的短轴视图中可以显示。UCL 后束可被视为尺神经下的一个吊索。UCL 横束或斜束跨越鹰嘴内侧和冠突内下侧（图 3-22 至 3-24）。

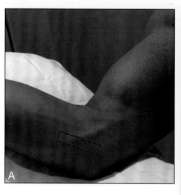
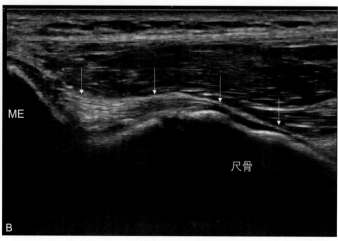

**图 3-22** 尺侧副韧带（UCL）前束。（A）探头放置位置。（B）UCL 前束（白色箭头所示）起自内上髁（ME）的前下侧，附着于尺骨冠突结节顶

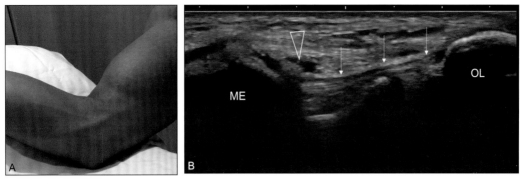

**图 3-23** 尺侧副韧带（UCL）后束。（A）探头放置位置。（B）UCL后束（白色箭头所示）起自内上髁（ME）的后下侧，附着于鹰嘴突（OL）内侧。它在尺神经（白色三角形所示）下呈吊索状

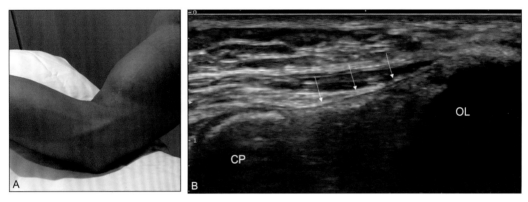

**图 3-24** 尺侧副韧带（UCL）横束。（A）探头放置位置。（B）UCL横束（白色箭头所示）在鹰嘴（OL）内侧和冠突（CP）内下侧之间

3. 相关解剖：当肘屈曲角度超过 20° 时，UCL 是防止外翻应力的主要稳定结构。UCL 有三束：前束、后束、横束（或斜束）。UCL 前束最重要，提供最大限度的稳定性。UCL 前束起自内上髁的前下侧，附着于尺骨冠突结节顶[2,8]。UCL 前束的平均长度为 27 mm，平均厚度为 5 mm[8]。UCL 后束是一个扇形韧带，在屈肘 90° 时最易观察。UCL 后束起自内上髁后下侧部，附着于鹰嘴内侧。UCL 后束的平均厚度为 5 ~ 8 mm[8]。UCL 后束形成了尺神经的底部，因为它包裹在内上髁周围。UCL 横束（或斜束）对肘关节的稳定性的贡献有限，因为它起自尺骨鹰嘴尖内侧，附着于尺骨冠突内下侧，跨越了 UCL 前束和后束的附着点[8]。

4. 应记住的要点：如果韧带完整性有问题，可以对韧带进行动态评估。屈肘 30° 并施加外翻应力可以显示内侧关节间隙的异常或检查 UCL 前束是否撕裂。

# 三、肘外侧

## （一）伸肌总腱

1. 患者体位：坐位，屈肘以及前臂旋后/旋前中立位。
2. 探头/换能器放置位置：将探头放置在作为骨性标志的外上髁上并沿着伸肌总腱方向放置，以获得长轴视图。然后将探头旋转 90°，以在短轴视图中显示伸肌总腱（图 3-25）。

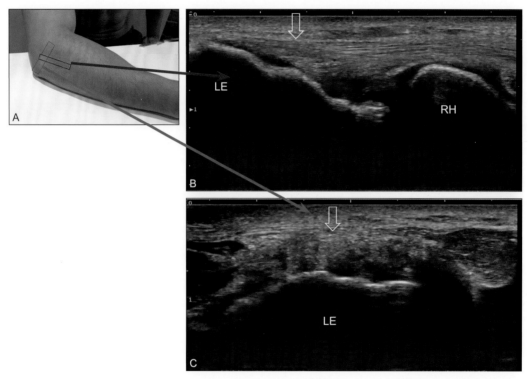

图 3-25    伸肌总腱。（A）探头放置位置。（B）伸肌总腱（白色箭头所示）的长轴视图超声图像，显示了外上髁（LE）和桡骨头（RH）。（C）伸肌总腱（白色箭头所示）的短轴视图超声图像，显示了被其覆盖的外上髁（LE）

3. 相关解剖：伸肌总腱起自外上髁。
4. 应记住的要点：桡侧副韧带（radial collateral ligament, RCL）可以在伸肌总腱的深部看到。

## （二）外侧副韧带复合体

该区域的相关解剖如图 3-26 所示。

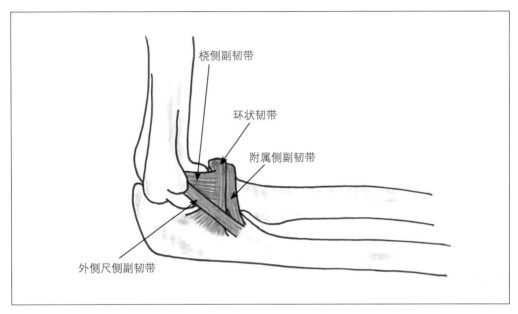

**图 3-26**　肘关节桡侧 / 外侧副韧带的相关解剖。外侧副韧带复合体有三条韧带：桡侧副韧带（RCL）、环状韧带和外侧尺侧副韧带（UCL）

1. 患者体位：扫描 RCL 的体位与扫描伸肌总腱的体位相同。扫描环状韧带尺侧附着处和外侧 UCL 时，肘屈曲 90° 以上并放在桌子上。
2. 探头 / 换能器放置位置：将探头放在外上髁上并沿伸肌总腱方向放置。在伸肌总腱的深部可观察到 RCL，且其延伸到外上髁远端表面和桡骨头周围的环状韧带之间。在将探头横跨桡骨和尺骨放置在前臂背侧时，可以观察到环状韧带及其尺侧附着体。将探头斜向放置在前臂后侧时，可以在长轴视图中从尺骨扫描到肱骨以显示外侧 UCL（图 3-27 至 3-29）[9]。

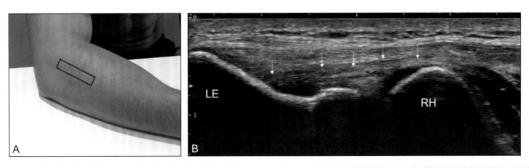

**图 3-27**　桡侧副韧带（RCL）。（A）探头放置位置。（B）RCL（白色箭头所示）在伸肌总腱的深部可见并延伸到外上髁（LE）远端表面和桡骨头（RH）周围的环状韧带之间

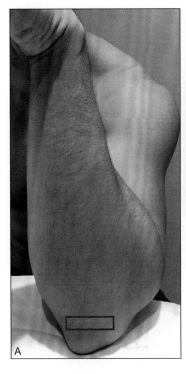

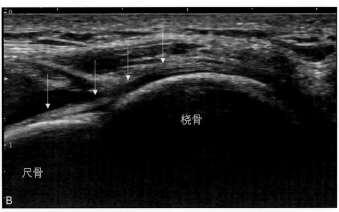

**图 3-28** 环状韧带的尺侧附着体。（A）探头放置位置。（B）将探头横跨桡骨和尺骨放在前臂背侧，可以显示环状韧带及其尺侧附着体（白色箭头所示）

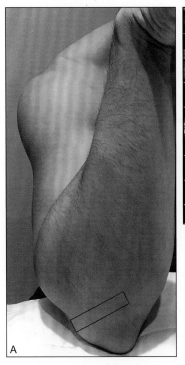

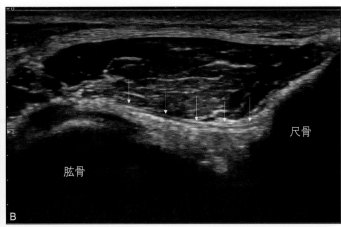

**图 3-29** 外侧尺侧副韧带（UCL）。（A）探头放置位置。（B）将探头斜向放置于前臂后侧时，可以在长轴视图超声图像中显示外侧 UCL（白色箭头所示）

3. 相关解剖：外侧副韧带复合体中有三条韧带：RCL、环状韧带和 UCL。

4. 应记住的要点：外侧副韧带的纤维之间相互有融合；因此，了解每个韧带的附着体的方向有助于识别和更好地显示外侧副韧带复合体的各个部分。

## （三）桡神经

1. 患者体位：坐位，伸肘。
2. 探头 / 换能器放置位置：将探头横向放置在肘前侧，识别肱肌和肱桡肌。在短轴视图中，可见桡神经在肱肌和肱桡肌之间。然后将探头旋转 90° 以获得桡神经的长轴视图（图 3-30和 3-31 ）。

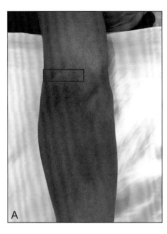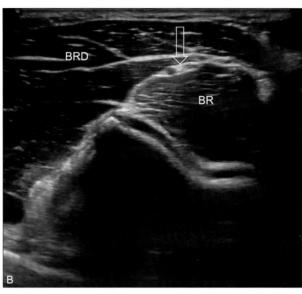

**图 3-30**　桡神经在肘前侧的短轴视图。( A )探头放置位置。( B )桡神经束（白色箭头所示）在肱桡肌（ BRD ）和肱肌（ BR ）之间

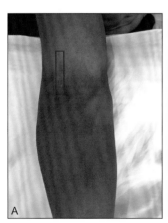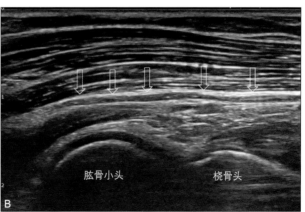

**图 3-31**　桡神经在肘前侧的长轴视图。( A )探头放置位置。( B )覆盖肘前外侧区域的桡神经（白色箭头所示）的长轴视图超声图像

3. 相关解剖：在肘前侧水平，桡神经束可在肱肌和肱桡肌之间看到，表现为高回声并与小血管伴随。
4. 应记住的要点：彩色多普勒或能量多普勒超声可用于鉴别桡神经束和伴行的小血管。

# 四、肘后侧

## （一）关节解剖

1. 患者体位：坐位，肘屈曲 90°；肘后侧指向检查者。
2. 探头/换能器放置位置：将探头以长轴方向放置在肘后侧以显示肘关节和鹰嘴窝区域。然后将探头旋转 90° 以在短轴视图中显示肘关节区域，然后从远端向近端移动探头以显示肘关节以及鹰嘴窝区域（图 3-32 和 3-33）。

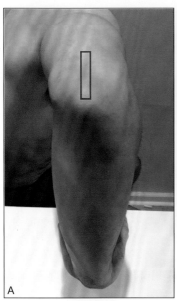

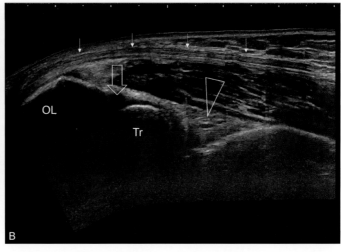

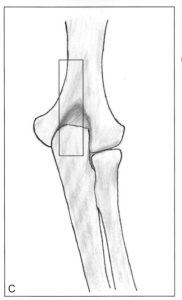

**图 3-32**　肘后侧的长轴视图。（A）探头放置位置。（B）肘后侧的长轴视图超声图像。由远端到近端可以看到的结构：肱三头肌在尺骨鹰嘴（OL）上的附着处、关节区（大白色箭头所示）、覆盖着脂肪垫（高回声）的鹰嘴窝（白色三角形所示）。肱三头肌肌肉-肌腱复合体（小白色箭头所示）在关节和骨界面的浅部（Tr：滑车）。（C）肘关节相关解剖以及探头放置位置

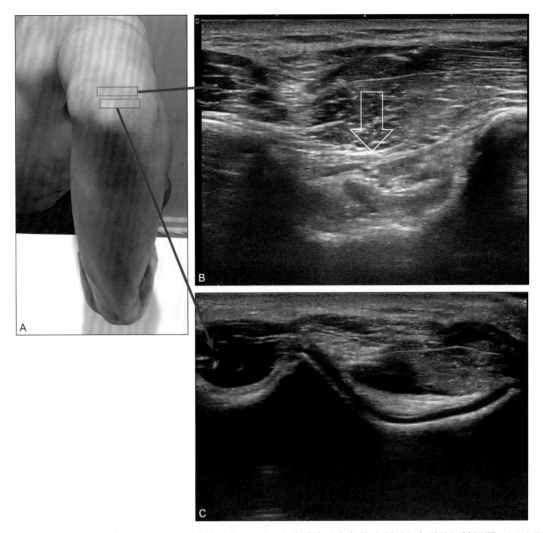

**图 3-33**　肘后侧的短轴视图。（A）探头放置位置。（B）鹰嘴窝（白色箭头所示）水平的短轴视图。（C）肘关节水平的短轴视图

3. 相关解剖：在后方从远端到近端可见的结构：肱三头肌在尺骨鹰嘴上的附着部、关节区域、覆盖着脂肪垫的鹰嘴窝以及在肘关节和骨界面浅部的肱三头肌肌肉 - 肌腱复合体。

4. 应记住的要点：屈肘 90° 有助于更好地显示肘关节和鹰嘴窝区域。进一步伸展会限制肘关节和鹰嘴窝的显示。进一步屈曲可暴露衬有软骨的肱骨滑车。

## （二）肱三头肌肌腱

1. 患者体位：与肘后侧扫描的体位相同。
2. 探头/换能器放置位置：将探头沿长轴方向放置在肱三头肌肌腱上，因为后者附着在鹰嘴突上。然后将探头旋转90°，以在短轴视图中显示肌腱（图3-34和3-35）。

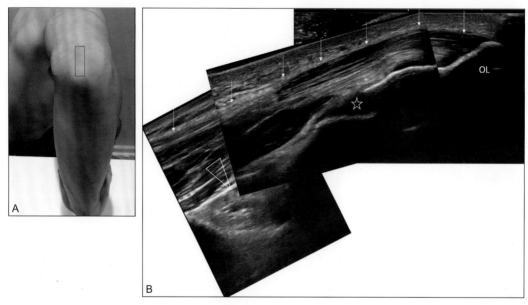

**图 3-34** 肱三头肌肌腱的长轴视图。（A）探头放置位置。（B）附着在鹰嘴突（OL）上的肱三头肌肌腱（白色箭头所示）的长轴视图超声图像，也显示了肘关节间隙（白色星形所示）和鹰嘴窝（白色三角形所示）

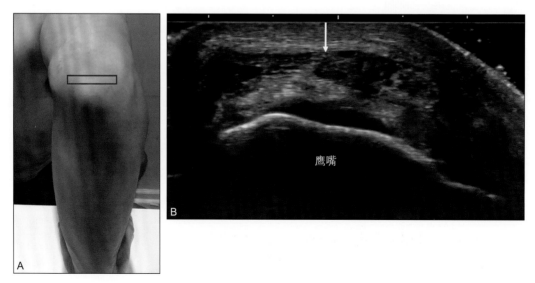

**图 3-35** 肱三头肌肌腱的短轴视图。（A）探头放置位置。（B）覆盖在鹰嘴突上的肱三头肌肌腱（白色箭头所示）的短轴视图超声图像

3. 相关解剖：肱三头肌的长头、外侧头和内侧头在远端共同形成一个肌腱。肱三头肌肌腱
   附着在鹰嘴突上。
4. 应记住的要点：屈肘 90° 有助于更好地显示肱三头肌肌腱，因为这样可以消除肌腱的松
   弛或增加肌腱的伸展，以对抗各向异性导致的伪影。由于各向异性，在 0° 伸直位扫描肌
   腱会导致肌腱成像更暗。

## （三）鹰嘴滑囊

1. 患者体位：与肘后侧扫描的体位相同。
2. 探头 / 换能器放置位置：将探头以长轴方向放置于鹰嘴突上。然后将探头旋转 90° 以在短
   轴视图中显示这个区域（图 3-36）。

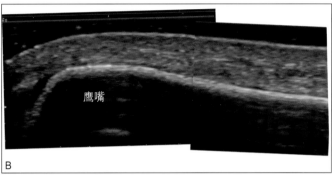

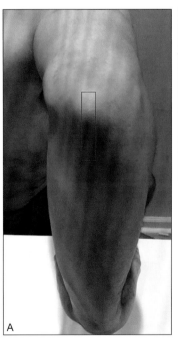

**图 3-36**　鹰嘴滑囊的长轴视图。（A）探头放置位置。（B）将探头以长轴方向放置在鹰嘴突上。尺骨鹰嘴滑
囊区域的扫描需要使用大量凝胶和非常轻的压力，因为压力增加会将液体推离探头，导致看不到存在的积
液。皮肤和探头之间的凝胶界面有助于将皮下组织的变形降到最低甚至没有。滑囊是一个潜在的间隙，正
常状态下并不显示

3. 相关解剖：鹰嘴滑囊是一个覆盖在鹰嘴突骨表面的皮下滑囊。
4. 应记住的要点：扫描尺骨鹰嘴滑囊的区域时需要使用大量凝胶和非常轻的压力，尤其是
   在滑囊积液或滑囊炎早期。压力增加会将液体从探头下推离，导致看不到存在的积液。
   皮肤和探头之间的凝胶界面有助于将皮下组织的变形降到最低甚至没有。滑囊是一个潜
   在的间隙，正常状态下并不显示。

# 参考文献

1. Tagliafico AS, Bignotti B, Martinoli C. Elbow US: anatomy, variants, and scanning technique. *Radiology*. 2015; 275(3): 636-650.

2. Konin GP, Nazarian LN, Walz DM. US of the elbow: indications, technique, normal anatomy, and pathologic conditions. *Radiographics*. 2013; 33(4): E125-E147.

3. Kalume Brigido M, De Maeseneer M, Jacobson JA, Jamadar DA, Morag Y, Marcelis S. Improved visualization of the radial insertion of the biceps tendon at ultrasound with a lateral approach. *Eur Radiol*. 2009; 19(7): 1817-1821.

4. Smith J, Finnoff JT, O'Driscoll SW, Lai JK. Sonographic evaluation of the distal biceps tendon using a medial approach: the pronator window. *J Ultrasound Med*. 2010; 29(5): 861-865.

5. Eames MH, Bain GI, Fogg QA, van Riet RP. Distal biceps tendon anatomy: a cadaveric study. *J Bone Joint Surg Am*. 2007; 89(5): 1044-1049.

6. Tagliafico A, Michaud J, Perez MM, Martinoli C. Ultrasound of distal brachialis tendon attachment: normal and abnormal findings. *Br J Radiol*. 2013; 86(1025): 20130004.

7. Creteur V, Madani A, Sattari A, Bianchi S. Sonography of the pronator teres: normal and pathologic appearances. *J Ultrasound Med*. 2017; 36(12): 2585-2597.

8. Malagelada F, Dalmau-Pastor M, Vega J, Golanó P. Elbow anatomy. In: Doral MN, Karlsson J, eds. *Sports Injuries: Prevention, Diagnosis, Treatment and Rehabilitation*. Berlin, Germany: Springer-Verlag; 2014: 1-30.

9. De Maeseneer M, Brigido MK, Antic M, et al. Ultrasound of the elbow with emphasis on detailed assessment of ligaments, tendons, and nerves. *Eur J Radiol*. 2015; 84(4): 671-681.

第 **4** 章

# 肩部

Mohini Rawat 著

## 目录

# 一、肩前侧和肩袖

## （一）肱二头肌肌腱长头

1. 患者体位：坐位，肩保持中立，屈肘并将肘部放在腿上或枕头上，前臂不要主动旋前或旋后。
2. 探头 / 换能器放置位置：将探头横向放置在肩前侧，在结节间沟位置的短轴视图中显示肱二头肌肌腱长头。然后将探头旋转 90°，以在长轴视图中显示此肌腱（图 4-1 和 4-2 ）。

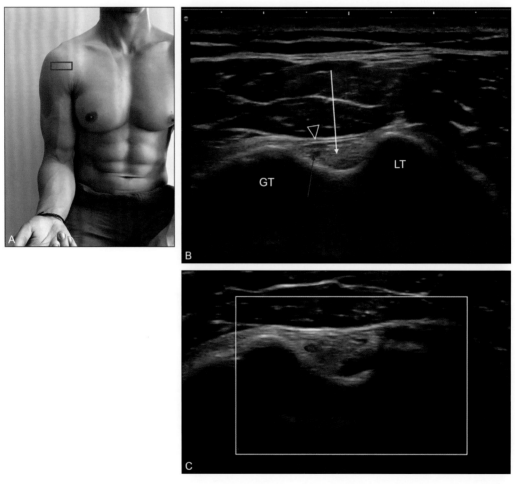

**图 4-1** 肱二头肌肌腱长头的短轴视图。（A）探头放置位置。（B）大结节（GT）和小结节（LT）之间的肱二头肌肌腱长头（白色箭头所示）的短轴视图超声图像，可见肱骨横韧带（白色三角形所示）覆盖在其上。也可以看到旋肱前动脉（红色箭头所示）。（C）肱二头肌肌腱长头的短轴视图彩色超声图像，显示了旋肱前动脉的彩色信号

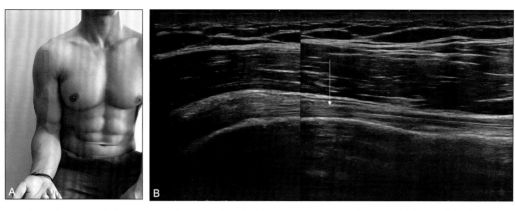

**图 4-2** 肱二头肌肌腱长头的长轴视图。(A)探头放置位置。(B)肱二头肌肌腱长头(白色箭头所示)的长轴视图超声图像,可见其下方的高回声肱骨界面

3. 相关解剖:肱二头肌肌腱长头起自盂上结节和上盂唇。从其起源处,肱二头肌肌腱长头斜向走行于结节间沟。肱二头肌肌腱长头是被喙肱韧带(CHL)和盂肱上韧带形成的内侧吊索固定在关节内和滑膜外。离开结节间沟后,肱二头肌肌腱长头在上臂与肱二头肌肌腱短头融合。之后,两个肌腱变成肌腹,继续向远端走行,形成肱二头肌肌腱远端[1-2](图 4-3)。

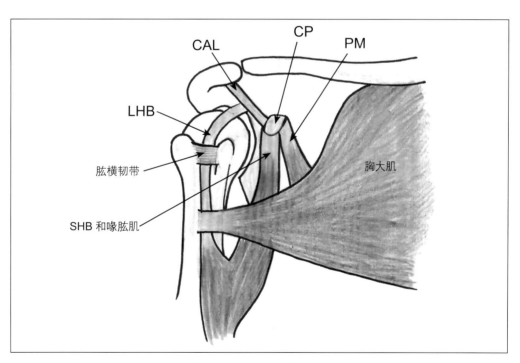

**图 4-3** 肩前侧解剖:显示肱二头肌肌腱长头(LHB)位于结节间沟之间,由肱横韧带覆盖。在远端,肱二头肌肌腱长头与肱二头肌肌腱短头(SHB)以及喙肱肌共同形成肱二头肌肌腹。肱二头肌肌腱短头和喙肱肌起自喙突(CP)。胸小肌(PM)附着在喙突内侧。此图也显示了喙肩韧带(CAL)

4. 应记住的要点:肱二头肌肌腱长头在短轴视图和长轴视图中均可表现出各向异性,导致其出现低回声。在长轴视图中,应将探头平行于肱二头肌肌腱长头放置,使各向异性导致的影响降低到最小。以短轴方向将探头倾斜或扇形移动有助于显示该肌腱。在结节间沟的肱二头肌肌腱长头的外侧可以看到旋肱前动脉。

## （二）肩胛下肌

1. 患者体位：坐位，屈肘 90°，肩中立位然后外旋。
2. 探头 / 换能器放置位置：将探头首先以短轴方向放置在肱二头肌肌腱长头上方。然后要求患者肩部外旋，使其肩胛下肌进入视野。中立位时，肩胛下肌肌腱由于位于喙突下方，因此是看不到的。肩外旋时，肩胛下肌肌腱向外侧移动，因此可通过超声图像显示。在长轴视图位置上将探头旋转 90° 可获取肩胛下肌肌腱的短轴视图（图 4-4 和 4-5）。

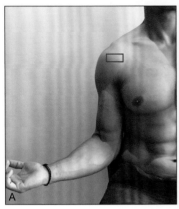
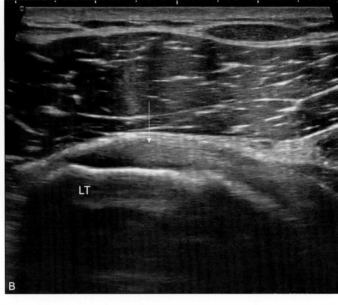

**图 4-4**　肩胛下肌的长轴视图。（A）探头放置位置。（B）肩胛下肌肌腱的长轴视图超声图像（白色箭头所示），其附着于小结节（LT）

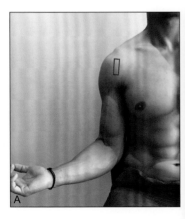
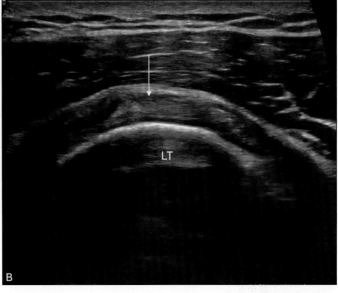

**图 4-5**　肩胛下肌的短轴视图。（A）探头放置位置。（B）肩胛下肌（白色箭头所示）的短轴视图超声图像。也显示了小结节（LT）

3. 相关解剖：肩胛下肌起自肩胛骨的前面并向外侧走行，在喙突下穿过，附着于小结节，其止点的腱性部分与关节囊纤维融合[3]。附着在小结节上的肩胛下肌分为上 2/3 的腱性部分和下 1/3 的薄膜肌性部分[4]。肩胛下肌在小结节的印迹长约 4 cm（从上至下），宽约 1.6 cm（从内侧至外侧）[3-4]（图 4-6 和 4-7）。

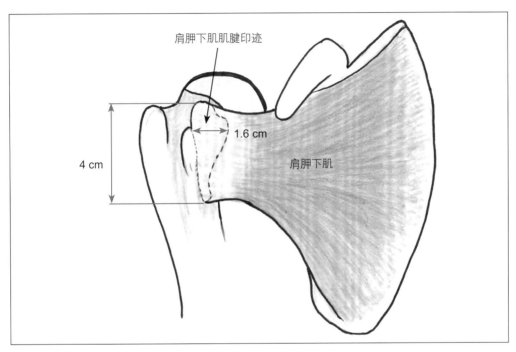

**图 4-6**　肩胛下肌肌腱的相关解剖及其在小结节上的印迹的大致尺寸，长约 4 cm（从上至下），宽约 1.6 cm（从内侧至外侧）

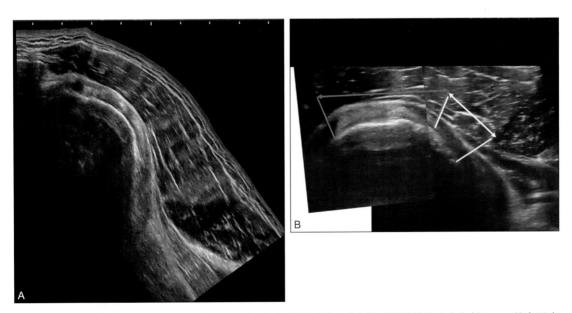

**图 4-7**　（A）肩胛下肌肌腱的全景短轴视图。（B）聚焦的视图显示肩胛下肌肌腱的止点包括上 2/3 的高回声腱性止点（双头蓝色箭头之间）和下 1/3 的低回声薄膜肌性止点（双头白色箭头之间）

4. 应记住的要点：在肩胛下肌肌腱的短轴视图中，腱性组织（高回声）与肌性组织（低回声）是相互交叉的；因此，肩胛下肌肌腱的短轴视图仅用于确认其长轴视图中显示的肌腱缺损。

## （三）冈上肌

1. 患者体位：坐位，肩内旋和过伸，屈肘，手背侧放于下背部的中线（Crass 位），或手放于髂嵴后侧或后侧口袋处（Middleton 或改良 Crass 位）[5-6]。这些体位可以使冈上肌从肩峰下方显露出来，有助于超声成像（图 4-8）。

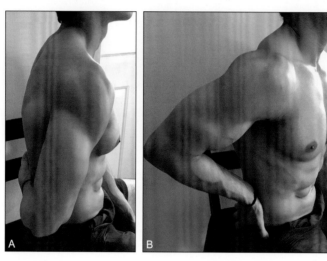

图 4-8　进行冈上肌扫描的患者体位。（A）Crass 位。（B）Middleton 或改良 Crass 位

2. 探头 / 换能器放置位置：将探头沿冈上肌肌腱的长轴斜向放置，探头的近端指向身体同侧的耳朵。将探头横向跨越冈上肌肌腱以在短轴视图中显示（图 4-9 和 4-10）。

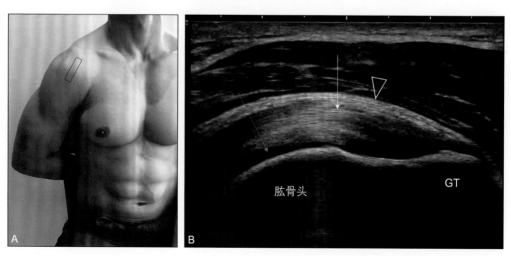

图 4-9　冈上肌肌腱的长轴视图。（A）探头放置位置。（B）冈上肌的长轴视图超声图像：显示冈上肌（白色箭头所示）附着于大结节（GT）的上侧面。在冈上肌肌腱的正上方可以看见高回声的肩峰下滑囊（白色三角形所示）。覆盖在上方的肌肉是滑囊上方的三角肌。肱骨头上覆盖着无回声的软骨（蓝色箭头所示）

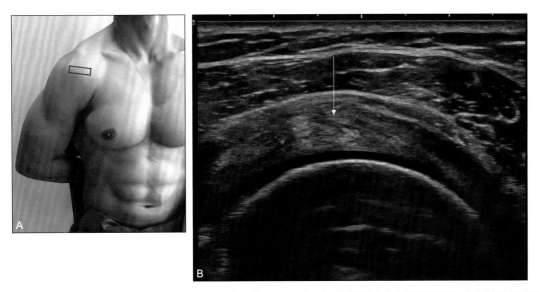

图 4-10 冈上肌肌腱的短轴视图。(A)探头放置位置。(B)冈上肌肌腱(白色箭头所示)的短轴视图超声图像

3. 相关解剖：冈上肌起自肩胛骨的冈上窝，然后向外侧走行，经过肩峰下方附着于大结节的上侧面。冈上肌后侧的纤维与冈下肌肌腱交叉或融合。冈上肌在大结节上的印迹的宽度约为 0.6 cm（从内侧到外侧），内侧长度约为 2 cm（从前面到后面），外侧长度约为 0.6 cm（从前面到后面）（图 4-11 和 4-12）[7]。

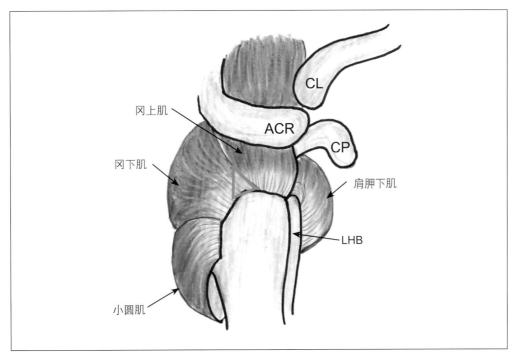

图 4-11 肩袖的相关解剖显示冈上肌、冈下肌和小圆肌的肌腱附着于大结节。冈上肌的后侧纤维与冈下肌肌腱融合（绿色三角形所示）（ACR：肩峰；CL：锁骨；CP：喙突；LHB：肱二头肌肌腱长头）

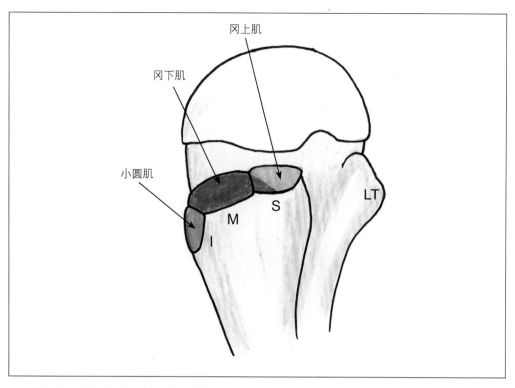

**图 4-12**　冈上肌、冈下肌和小圆肌在大结节上的印迹：显示了大结节的下（I）、中（M）和上（S）侧面（LT：小结节）

4. 应记住的要点：Crass 位或改良 Crass 位有助于使冈上肌肌腱从肩峰下方显露出来。在中立位仅能看到有限的冈上肌肌腱远端。由于过渡区或冈下肌和冈上肌纤维的交叉，冈上肌肌腱后侧部分可能出现紊乱或缺乏正常的平行纤维回声结构。不应将此区域与肌腱病变改变混淆。

## （四）冈下肌

1. 患者体位：坐位，肩保持中立或握住对侧手臂来拉伸冈下肌肌腱以便更好地显示 。
2. 探头 / 换能器放置位置：
   （1）长轴视图：将探头横向放置在肩胛骨后侧冈下肌肌腹上，正好在肩胛冈下方，然后跟着冈下肌向外跨越盂肱关节，附着于肱骨大结节的中间面。
   （2）短轴视图：将探头旋转 90° 以观察冈下肌肌腱（图 4-13 和 4-14 ）。

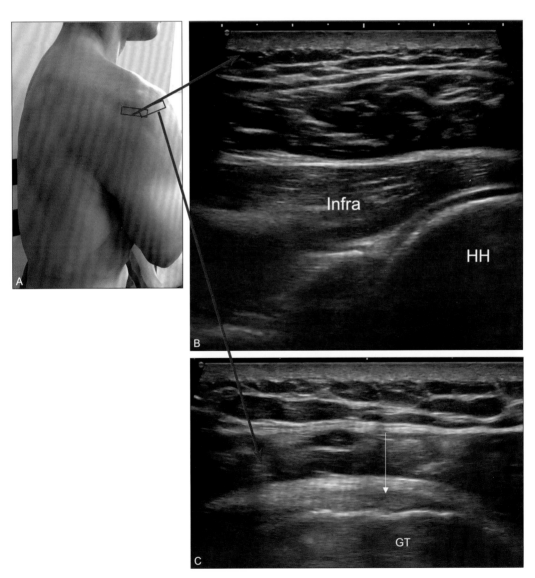

**图 4-13** 冈下肌肌腱的长轴视图。（A）探头放置位置。（B）长轴视图超声图像：可见冈下肌（Infra）肌腹覆盖肩关节后侧（HH：肱骨头）。（C）长轴视图超声图像：可见冈下肌肌腱（白色箭头所示）附着于大结节（GT）中间面

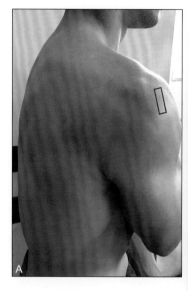
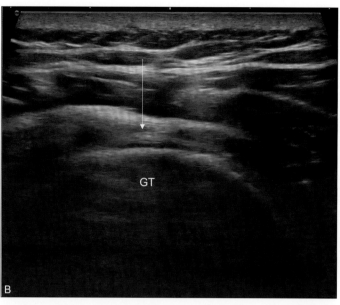

**图 4-14** 冈下肌肌腱的短轴视图。（A）探头放置位置。（B）冈下肌肌腱（白色箭头所示）的短轴视图超声图像（GT：大结节）

3. 相关解剖：冈下肌起自肩胛骨的冈下窝，然后向上和向外侧走行，附着于大结节。冈下肌在大结节上的印迹宽度约为 1.2 cm（从内侧到外侧），内侧长度约为 2.3 cm（从前侧到后侧），外侧长度约为 2.6 cm（从前侧到后侧）[7]。

4. 应记住的要点：大结节附近冈下肌下面的部分皮质不规则是正常的，不应与磨损混淆。

## （五）小圆肌

1. 患者体位：与检查冈下肌的体位相同。

2. 探头/换能器放置位置：在获得冈下肌的长轴视图后，将探头向下移动以扫描位于冈下肌肌腱正下方的小圆肌肌腱。在长轴视图位置上将探头旋转 90° 以获得短轴视图（图 4-15 和 4-16）。

3. 相关解剖：小圆肌起自肩胛骨外侧缘的背侧，向外侧走行，附着于大结节的下面。小圆肌肌腱是肩袖的最后侧肌腱，起着肱骨外旋的作用[6]。小圆肌有肌肉附着在后侧关节囊，有较小的肌腱附着在肱骨上。与冈上肌和冈下肌不同，小圆肌不与冈下肌的纤维融合[8]。小圆肌有一个三角形的印迹，末端呈锥形。小圆肌的印迹长约 2.9 cm（从上侧至下侧），宽约 2.1 cm（从内侧至外侧）[9]。

4. 应记住的要点：小圆肌的大小约为冈下肌肌腱的一半。当发生巨大不可修复的肩袖撕裂时，完整的小圆肌对日常生活活动非常重要[8]。

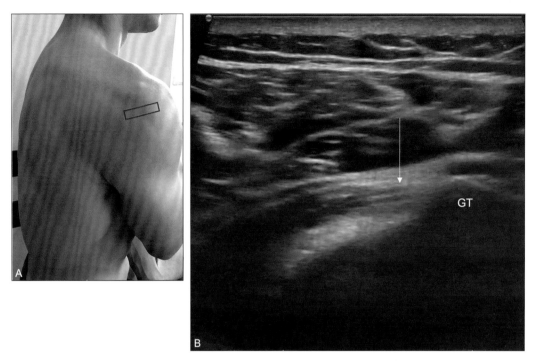

**图 4-15**　小圆肌肌腱的长轴视图。（A）探头放置位置。（B）小圆肌肌腱（白色箭头所示）的长轴视图超声图像，显示其附着于大结节（GT）下面

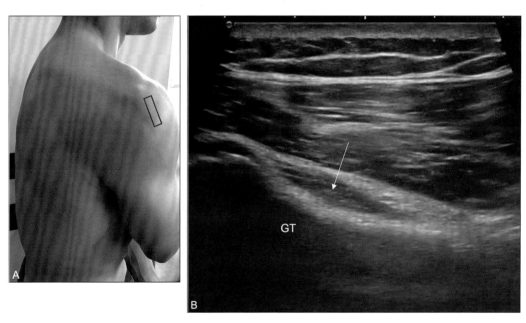

**图 4-16**　小圆肌肌腱的短轴视图。（A）探头放置位置。（B）小圆肌肌腱（白色箭头所示）的短轴视图超声图像（GT：大结节）

## （六）关节前侧

1. 患者体位：仰卧位或坐位，肩外旋。
2. 探头 / 换能器放置位置：将探头横向放置在肩前侧，在喙突远端观察关节前侧区域（图 4-17）。

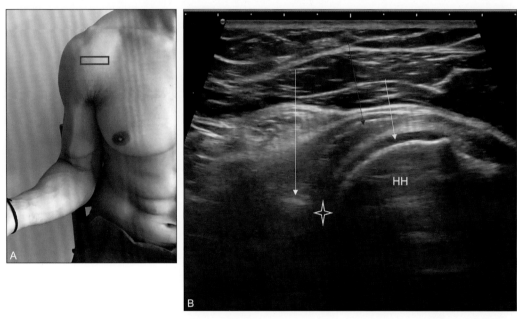

**图 4-17**　肩关节前侧。（A）探头放置位置。（B）前侧盂肱关节（白色星形所示）、关节盂（白色箭头所示）、肱骨头（HH）（黄色箭头所示）上覆盖的软骨和肩胛下肌肌腱复合体（红色箭头所示）

3. 相关解剖：前侧关节在肩胛下肌肌腱复合体深部。
4. 应记住的要点：对于关节前侧的观察，超声成像有限，因此不是关节内病变成像的首选方法。

## （七）喙突附着体

1. 患者体位：坐位，肩中立。
2. 探头 / 换能器放置位置：将探头横向放置在喙突上方并移动到刚好足够远而看不到喙突的视图位置上，以在短轴视图中显示肱二头肌肌腱短头和喙肱肌在喙突的附着。为了获得长轴视图，将探头以喙突作为骨性标志沿着目标结构放置（图 4-18 和 4-19）。
3. 相关解剖：肱二头肌肌腱短头和喙肱肌起自喙突尖的前侧。胸小肌起自喙突的内侧。
4. 应记住的要点：喙突为多种结构提供了附着点。值得注意的是，扫描附着在喙突上的结构时，探头几乎不需要移动。

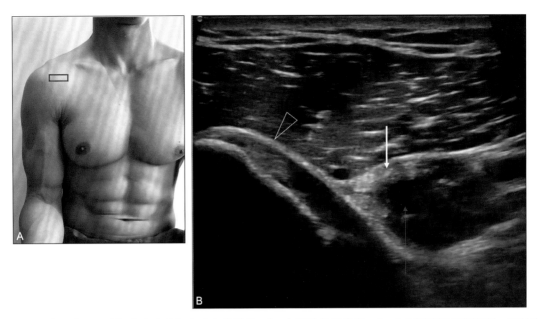

**图 4-18**　肱二头肌肌腱短头和喙肱肌在喙突的附着。(A)探头放置位置。(B)短轴视图超声图像，可见高回声的肱二头肌肌腱短头腱性部分(白色箭头所示)和低回声的喙肱肌肌性部分(红色箭头所示)。外侧可以看到肩胛下肌(白色三角形所示)

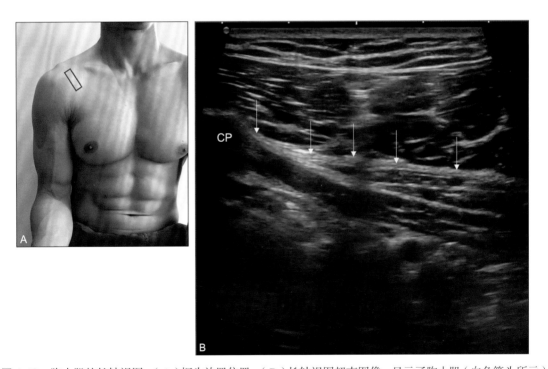

**图 4-19**　胸小肌的长轴视图。(A)探头放置位置。(B)长轴视图超声图像，显示了胸小肌(白色箭头所示)附着于喙突(CP)

## （八）胸大肌

1. 患者体位：坐位。

2. 探头/换能器放置位置：将探头横向放置在肩前侧，以在短轴视图中观察结节间沟内的肱二头肌肌腱长头。然后将探头沿着肱二头肌肌腱长头向远端移动，直到高回声的胸大肌肌腱穿过肱二头肌肌腱长头。短轴视图是通过在长轴视图位置上将探头旋转90°获得的（图4-20和4-21）。

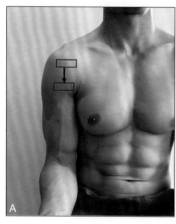
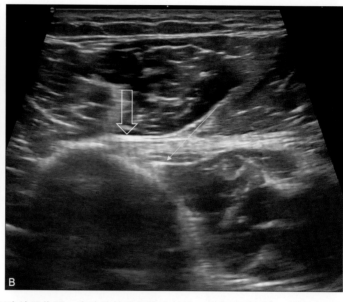

图4-20　胸大肌的长轴视图。（A）探头放置位置。先确认结节间沟中的肱二头肌肌腱长头，然后向远端移动，直到胸大肌肌腱的长轴方向以垂直的方向横跨肱二头肌肌腱长头。（B）胸大肌（白色箭头所示）的长轴视图超声图像：在胸大肌肌腱下方可以看到肱二头肌肌腱长头的肌肉-肌腱复合体（黄色箭头所示）

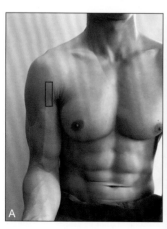
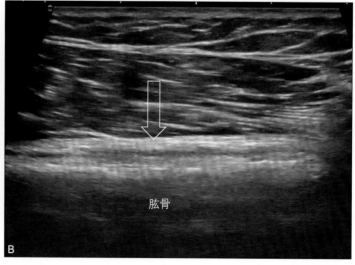

图4-21　胸大肌的短轴视图。（A）探头放置位置。（B）胸大肌肌腱（白色箭头所示）的短轴视图超声图像

3. 相关解剖：胸大肌附着于结节间沟的肱骨大结节嵴。

# 二、肩后侧

## （一）关节后侧

1. 患者体位：坐位。
2. 探头 / 换能器放置位置：将探头在冈下肌肌肉 - 肌腱复合体水平横向放置在盂肱关节后侧。最初，将探头放置在肩胛冈正下方的肩胛骨后部以显示冈下肌，然后向外侧跟着冈下肌，因为后者跨过盂肱关节后侧（图 4-22 ）。

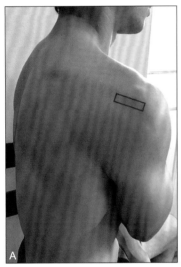
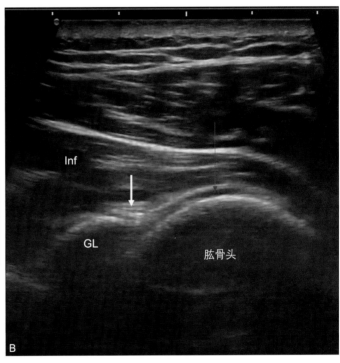

图 4-22　盂肱关节后侧：显示了关节盂（ GL ）、盂唇（白色箭头所示）、覆盖在肱骨头上的无回声软骨（红色箭头所示）以及覆盖其上的冈下肌（ Inf ）

3. 相关解剖：冈下肌肌肉 - 肌腱复合体覆盖在关节后侧。
4. 应记住的要点：为了扩大关节间隙以获得更好的显示，应要求患者伸手去握住对侧手臂。

## （二）冈盂切迹处的肩胛上神经

1. 患者体位：坐位。
2. 探头/换能器放置位置：将探头放置在盂肱关节后方，然后将探头焦点设置在盂肱关节后内侧的冈盂切迹上[5]（图 4-23）。

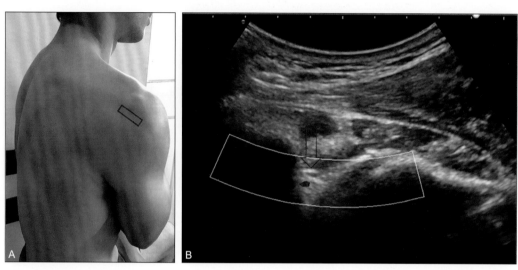

**图 4-23**　冈盂切迹处的肩胛上神经。（ A ）探头放置位置。（ B ）肩胛上神经（红色箭头所示）和血管（红色区域）位于冈盂切迹的深部

3. 相关解剖：肩胛上神经和血管位于冈盂切迹的深部，其末端分支进入冈下肌[10]。
4. 应记住的要点：彩色多普勒超声成像有助于鉴别冈盂切迹中的神经和血管束，因为神经和血管束都是非常小的结构，用 B 超成像可能很难区分。

# 三、肩锁关节

1. 患者体位：坐位，肩中立位。
2. 探头/换能器放置位置：将探头跨越肩峰和锁骨远端横向放置在肩锁（acromioclavicular, AC）关节上方（图 4-24）。
3. 相关解剖：AC 关节是肩峰内侧面和锁骨外侧末端之间的可动关节。关节表面覆盖着纤维软骨。关节面之间可能有关节盘。AC 关节周围有纤维囊包绕，此纤维囊自肩峰内侧关节面向外侧延伸约 2.8 mm，自锁骨外侧关节面向内延伸约 3.5 mm，其平均宽度为 1.6～2.9 mm[11]。此关节囊有轮廓分明和发育良好的后上 AC 韧带以及发育较差的前下 AC 韧带加强。后上 AC 韧带的纤维束斜向穿过肩峰的前上方和锁骨远端后部之间的关节，与关节面形成 30° 夹角[12]（图 4-25）。

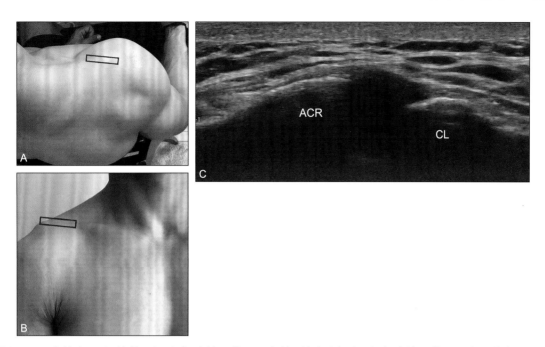

**图 4-24**　肩锁（AC）关节。（A）探头放置位置：肩的顶部视图。（B）探头放置位置：肩的前方视图。（C）AC 关节（ACR：肩峰；CL：锁骨）

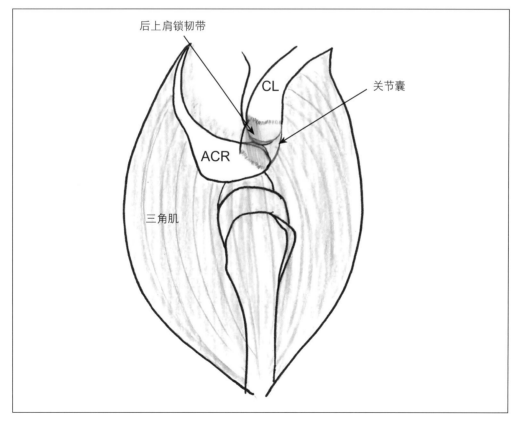

**图 4-25**　肩锁（AC）关节的相关解剖：显示了 AC 关节后上韧带（绿色）和 AC 关节关节囊（黄色）（ACR：肩峰；CL：锁骨）

4. 应记住的要点：站在患者后方进行 AC 关节扫描有助于在 AC 关节上沿着 AC 关节韧带后上束的方向正确放置探头，以便在一个视图中显示关节、关节囊和韧带。

## 四、胸锁关节

1. 患者体位：坐位。

2. 探头 / 换能器放置位置：将探头放置在连接锁骨和胸骨柄之间的胸锁（sternoclavicular, SC）关节上。将探头内侧略向下倾斜，以使探头方向与关节面的长轴方向平行（图 4-26）。

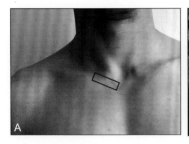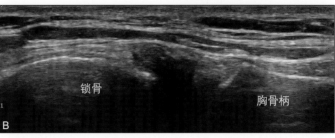

图 4-26　胸锁（SC）关节。（A）探头放置位置。（B）SC 关节

3. 相关解剖：SC 关节是一个双关节的滑膜关节。锁骨关节面和胸骨柄之间有一个关节盘。此关节盘附着于锁骨内侧关节面的后上面和第一肋软骨的前上面，其余关节盘覆盖着关节囊。此关节盘的边缘和附着部位较厚[13]。此关节周围区域的韧带包括 SC 前韧带、SC 后韧带、肋锁韧带和锁骨间韧带[14]。SC 后韧带是 SC 关节的主要稳定结构[15]（图 4-27）。

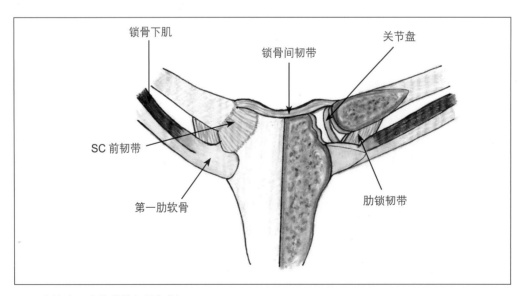

图 4-27　胸锁（SC）关节的相关解剖

4. 应记住的要点：运动发生在矢状轴和垂直轴上。在上抬和下压时，关节盘和锁骨之间发生相对运动；在前伸和后缩时，关节盘和胸骨之间发生相对运动[13]。

# 五、韧带

## （一）喙肱韧带

1. 患者体位：坐位，肩外旋。
2. 探头 / 换能器放置位置：将探头以短轴方向放置在肱二头肌肌腱长头位置上，再向内侧移动探头显示喙突。然后将探头的内侧端固定在喙突处，而将探头的外侧端沿着肱骨旋转，以扫描喙肱韧带（coracohumeral ligament，CHL）（图 4-28）。

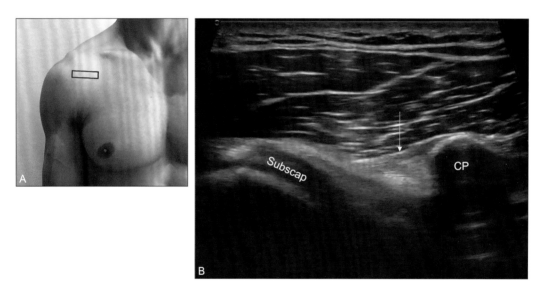

**图 4-28**  喙肱韧带（CHL）。（A）探头放置位置。（B）CHL（白色箭头所示）附着在喙突（CP）外侧（Subscap：肩胛下肌）

3. 相关解剖：喙肱韧带（CHL）起自喙突基底外侧。其外侧附着部位变化很大。CHL 附着于肩袖间隙和冈上肌肌腱，同时也包裹肩胛下肌肌腱，是一个负责盂肱关节稳定的重要结构。从组织学特征来看，CHL 更像是关节囊而非韧带。CHL 是由不规则的稀疏纤维束和间质血管组成的，且含Ⅲ型胶原，因而 CHL 具有柔韧性[16-17]（图 4-29 和 4-30）。

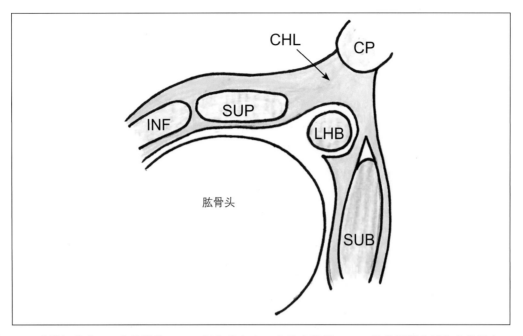

**图 4-29**　喙肱韧带（CHL）的附着。CHL 起自喙突（CP）基底外侧。CHL 的外侧附着部位变化很大。CHL 附着于肩袖间隙和冈上肌肌腱（SUP）。CHL 也包裹肩胛下肌肌腱（SUB）（INF：冈下肌；LHB：肱二头肌肌腱长头）

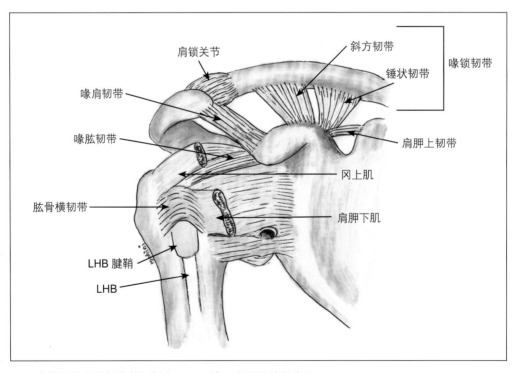

**图 4-30**　肩前部的相关韧带的解剖（LHB：肱二头肌肌腱长头）

4. 应记住的要点：最好在靠近喙突的起点处观察 CHL。之后 CHL 向外侧呈扇形展开，其纤维束沿着不同的方向进入不同的结构；因此，CHL 的外侧很难清晰显示。

## （二）喙肩韧带

1. 患者体位：坐位。
2. 探头/换能器放置位置：将探头以短轴方向放置在显示肱二头肌肌腱长头位置上，再向内侧移动探头以显示喙突。然后将探头的内侧端固定在喙突处，向上旋转探头的外侧端显示肩峰。喙肩韧带位于喙突和肩峰之间（图 4-31）。

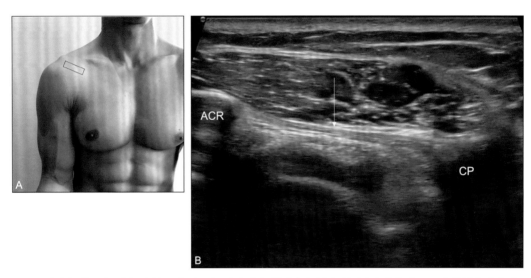

**图 4-31**　喙肩韧带。（A）探头放置位置。（B）喙肩韧带（白色箭头所示）在肩峰（ACR）外侧和喙突（CP）内侧之间

3. 相关解剖：喙肩韧带分为前束和后束两束；前束较粗大；后束在喙突上附着于前束的内侧，两束于肩峰处有一个共同的附着点[18]（图 4-32）。

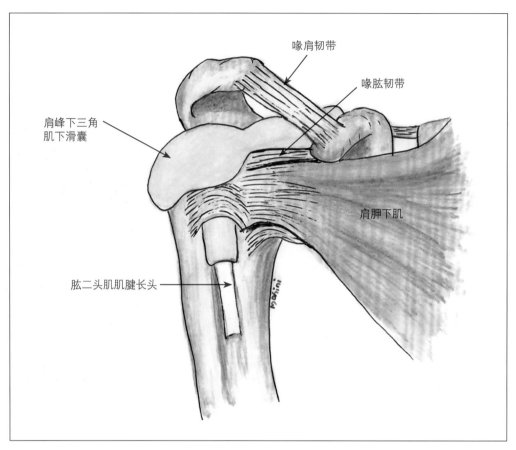

**图 4-32**　喙肩韧带（CAL）和肩峰下间隙的相关解剖

4. 应记住的要点：头前倾和圆肩的体位时很难扫描到喙肩韧带。为了更好地显示喙肩韧带，建议保持直立体位。

# 六、肩袖间隙

1. 患者体位：改良 Crass 体位。
2. 探头 / 换能器放置位置：将探头放置在肩部前上方，采用斜向短轴视图（图 4-33）。

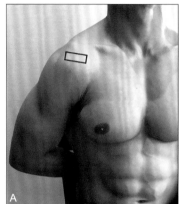
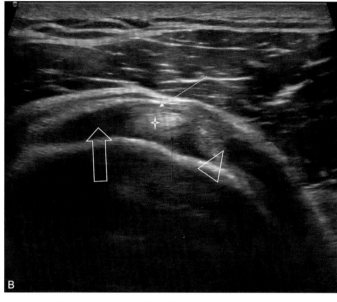

**图 4-33**　肩袖间隙。（A）探头放置位置。（B）肩袖间隙在盂肱关节囊的前上方，外侧由喙肱韧带（CHL）（黄色箭头所示）加强，内侧由盂肱上韧带（红色箭头所示）加强。肩袖间隙包括 CHL、盂肱上韧带、盂肱关节囊和肱二头肌肌腱长头（白色星形所示）。也可以看到肩胛下肌（白色三角形所示）和冈上肌（白色箭头所示）

3. 相关解剖：肩袖间隙位于肩部前上方的三角形区域。该三角形区域的基底部的内侧在喙突，肩胛下肌的上缘形成其下缘，冈上肌的前缘形成其上缘，结节间沟之间的肱骨横韧带形成其顶点。肩袖间隙是盂肱关节囊的前上侧面，外侧由 CHL 加强，内侧由盂肱上韧带和关节囊纤维加强，这些纤维交织在一起并从内侧和外侧附着于肱骨结节间沟。肩袖间隙包括 CHL、盂肱上韧带、盂肱关节囊和肱二头肌肌腱长头[19]。肩袖间隙对于盂肱关节和肱二头肌肌腱的稳定性具有重要作用。肩袖间隙的损伤或病变可导致盂肱关节和肱二头肌肌腱的挛缩、不稳定或病理改变[20-21]（图 4-34）。

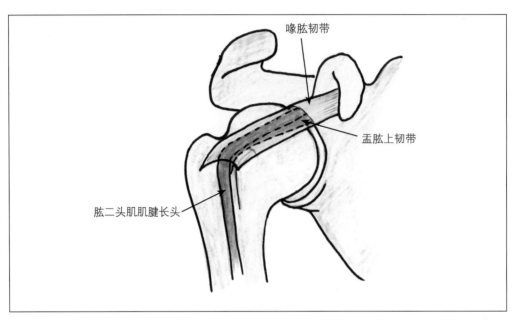

**图 4-34** 肩袖间隙的相关解剖。肩袖间隙的外侧由喙肱韧带（CHL）加强，内侧由盂肱上韧带（SGHL）和盂肱关节囊纤维加强，这些纤维交织在一起并从内侧和外侧附着于肱骨结节间沟

4. 应记住的要点：在扫描肩袖间隙区域时，重要的是要记住，成像可能会受到各向异性的影响；因此，应倾斜探头以更好地显示成像结构。不要将各向异性导致的组织低回声误认为是异常信号。应经常应用彩色多普勒超声来扫描肩袖间隙以观察新生血管和血管形成情况。

# 七、肩袖缆

1. 患者体位：与冈上肌扫描的体位相同。
2. 探头 / 换能器放置位置：将探头以短轴方向放置在显示冈上肌肌腱位置上，在肱骨头水平观察肩袖缆的长轴视图，肩袖缆在关节软骨层的上面可见（图 4-35 和 4-36 ）。

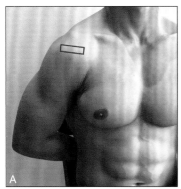
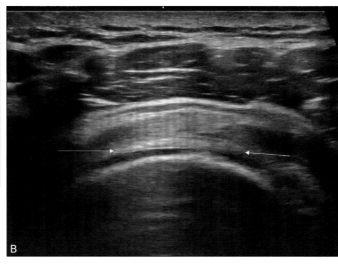

**图 4-35**　肩袖缆的长轴视图。（ A ）探头放置位置。（ B ）在冈上肌肌腱下方的肩袖缆（白色箭头所示）的长轴视图超声图像

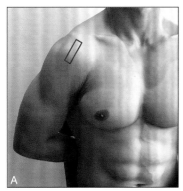
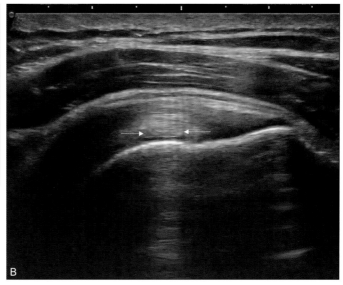

**图 4-36**　肩袖缆的短轴视图。（ A ）探头放置位置。（ B ）在短轴视图超声图像中，肩袖缆（白色箭头所示）表现为冈上肌肌腱下方的盂肱关节囊增厚

3. 相关解剖：肩袖缆是一种关节囊 - 韧带复合体，对于肩关节保持正常的生物力学和动力学至关重要[22]。肩袖缆是喙肱韧带（CHL）的一条横向纤维束。这些纤维在冈上肌和冈下肌肌腱的下表面向后走行，终止于小圆肌的上缘[23]。肩袖缆可标记出其上覆盖的血管相对较少的肌腱区域，后者被称为肩袖新月区。肌腱撕裂最常发生在肩袖新月区。这个肩袖缆 - 新月区的作用就像一个吊桥，可将力学负荷传递到肩袖缆区域，以便将应力分布在肩袖缆前后锚之间的肱骨头区域，从而起到辅助肩袖肌腱的作用[23]。在没有肩袖肌腱的情况下，完整的肩袖缆可以减轻盂肱关节生物力学上的不利影响[23]（图 4-37 和 4-38）。

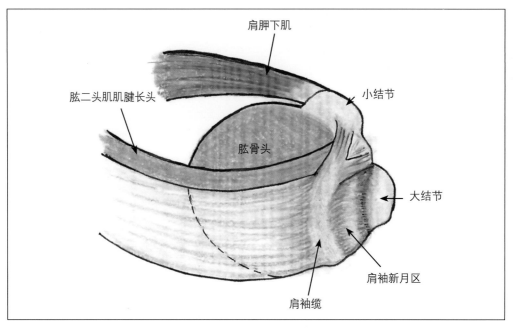

**图 4-37** 没有肌腱覆盖的肩关节的上方视图。肩袖缆是由喙肱韧带（CHL）的一条横向纤维束形成的关节囊 - 韧带复合体

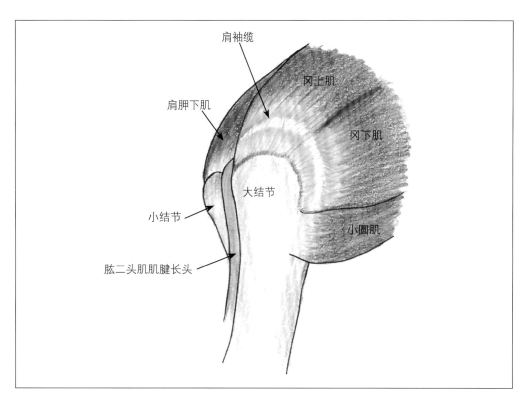

图 4-38　肩袖的后方视图，显示了肩袖缆在冈上肌肌腱和冈下肌肌腱的下表面向后延伸，并终止于小圆肌的上缘

4. 应记住的要点：肩袖新月区为大结节提供关节囊附着，肩袖缆可分散负荷以防止关节囊从肱骨撕裂。肩袖缆可施加压力以稳定肱骨头[22]。

# 参考文献

1. Virk MS, Cole BJ. Proximal biceps tendon and rotator cuff tears. *Clin Sports Med*. 2016; 35(1): 153-161.

2. Varacallo M, Mair SD. Biceps tendon dislocation and instability. In: *StatPearls*. Treasure Island, FL: StatPearls Publishing; 2019. Updated March 13, 2020.

3. Ide J, Tokiyoshi A, Hirose J, Mizuta H. An anatomic study of the subscapularis insertion to the humerus: the subscapularis footprint. *Arthroscopy*. 2008; 24(7): 749-753.

4. Arai R, Sugaya H, Mochizuki T, Nimura A, Moriishi J, Akita K. Subscapularis tendon tear: an anatomic and clinical investigation. *Arthroscopy*. 2008; 24(9): 997-1004.

5. Jacobson JA. Shoulder US: anatomy, technique, and scanning pitfalls. *Radiology*. 2011; 260(1): 6-16.

6. Lee MH, Sheehan SE, Orwin JF, Lee KS. Comprehensive shoulder US examination: a standardized approach with multimodality correlation for common shoulder disease. *Radiographics*. 2016; 36(6): 1606-1627.

7. Lumsdaine W, Smith A, Walker RG, Benz D, Mohammed KD, Stewart F. Morphology of the humeral insertion of the supraspinatus and infraspinatus tendons: application to rotator cuff repair. *Clin Anat*. 2015; 28(6): 767-773.

8. Williams MD, Edwards TB, Walch G. Understanding the importance of the teres minor for shoulder function: functional anatomy and pathology. *J Am Acad Orthop Surg*. 2018; 26(5): 150-161.

9. Curtis AS, Burbank KM, Tierney JJ, Scheller AD, Curran AR. The insertional footprint of the rotator cuff: an

anatomic study. *Arthroscopy*. 2006; 22(6): 609.e1.

10. Faruch Bilfeld M, Lapègue F, Sans N, Chiavassa Gandois H, Laumonerie P, Larbi A. Ultrasonography study of the suprascapular nerve. *Diagn Interv Imaging*. 2017; 98(12): 873-879.

11. Saccomanno MF, De Ieso C, Milano G. Acromioclavicular joint instability: anatomy, biomechanics and evaluation. *Joints*. 2014; 2(2): 87-92.

12. Nakazawa M, Nimura A, Mochizuki T, Koizumi M, Sato T, Akita K. The orientation and variation of the acromioclavicular ligament: an anatomic study. *Am J Sports Med*. 2016; 44(10): 2690-2695.

13. Dhawan R, Singh RA, Tins B, Hay SM. Sternoclavicular joint. *Shoulder Elbow*. 2018; 10(4): 296-305.

14. van Tongel A, MacDonald P, Leiter J, Pouliart N, Peeler J. A cadaveric study of the structural anatomy of the sternoclavicular joint. *Clin Anat*. 2012; 25(7): 903-910.

15. Lee JT, Campbell KJ, Michalski MP, et al. Surgical anatomy of the sternoclavicular joint: a qualitative and quantitative anatomical study. *J Bone Joint Surg Am*. 2014; 96(19): e166.

16. Arai R, Nimura A, Yamaguchi K, et al. The anatomy of the coracohumeral ligament and its relation to the subscapularis muscle. *J Shoulder Elbow Surg*. 2014; 23(10): 1575-1581.

17. Yang HF, Tang KL, Chen W, et al. An anatomic and histologic study of the coracohumeral ligament. *J Shoulder Elbow Surg*. 2009; 18(2): 305-310.

18. Chahla J, Marchetti DC, Moatshe G, et al. Quantitative assessment of the coracoacromial and the coracoclavicular ligaments with 3-dimensional mapping of the coracoid process anatomy: a cadaveric study of surgically relevant structures. *Arthroscopy*. 2018; 34(5): 1403-1411.

19. Tamborrini G, Möller I, Bong D, et al. The rotator interval—a link between anatomy and ultrasound. *Ultrasound Int Open*. 2017; 3(3): E107-E116.

20. Hunt SA, Kwon YW, Zuckerman JD. The rotator interval: anatomy, pathology, and strategies for treatment. *J Am Acad Orthop Surg*. 2007; 15(4): 218-227.

21. Petchprapa CN, Beltran LS, Jazrawi LM, Kwon YW, Babb JS, Recht MP. The rotator interval: a review of anatomy, function, and normal and abnormal MRI appearance. *AJR Am J Roentgenol*. 2010; 195(3): 567-576.

22. Adams CR, DeMartino AM, Rego G, Denard PJ, Burkhart SS. The rotator cuff and the superior capsule: why we need both. *Arthroscopy*. 2016; 32(12): 2628-2637.

23. Bureau NJ, Blain-Paré E, Tétreault P, Rouleau DM, Hagemeister N. Sonographic visualization of the rotator cable in patients with symptomatic full-thickness rotator cuff tears: correlation with tear size, muscular fatty infiltration and atrophy, and functional outcome. *J Ultrasound Med*. 2016; 35(9): 1899-1905.

# 第 5 章

# 踝关节和足部

Mohini Rawat 著

## 目录

# 一、踝前侧

## （一）关节解剖

1. 患者体位：仰卧位，踝关节轻度跖屈。
2. 探头 / 换能器放置位置：将探头沿着踝前侧纵向放置以获得长轴视图 / 纵向视图（图 5-1）。

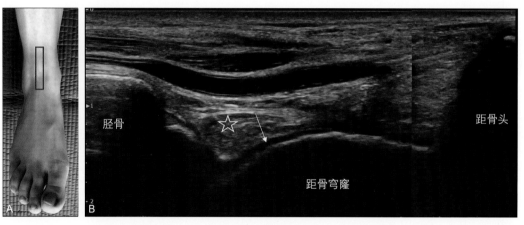

**图 5-1**　踝关节。（A）探头放置位置。（B）胫距关节的超声图像。从近端到远端，骨性标志物按以下顺序显示：胫骨远端、距骨穹窿和距骨头。无回声软骨（白色箭头所示）排列在距骨穹窿表面。软骨上可见一个高回声脂肪垫（白色星形所示）

3. 相关解剖：从近端到远端，骨性标志物按以下顺序显示：胫骨远端、距骨穹窿和距骨头。无回声软骨排列在距骨穹窿表面。软骨上方可见一个高回声脂肪垫。
4. 应记住的要点：胫距关节前方如果有积液，则显示为低回声 / 无回声。

## （二）肌腱

相关解剖如图 5-2 所示。

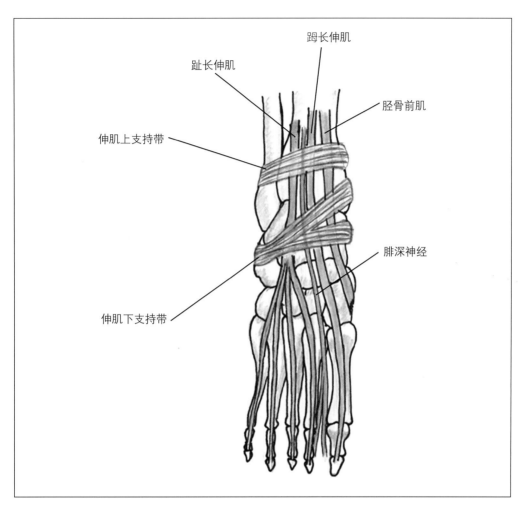

**图 5-2** 踝关节前侧的肌腱的相关解剖

1. 患者体位：仰卧位，踝关节轻度跖屈。
2. 探头 / 换能器放置位置：
　　（1）短轴视图 / 横向视图：将探头横向放置在距骨水平的踝前侧位置上，以显示踝关节
　　　　前侧的肌腱（图 5-3）。

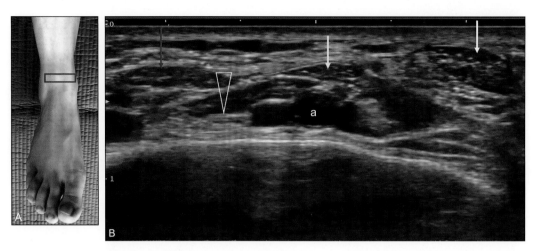

**图 5-3**　踝关节前侧的肌腱的短轴视图。（A）探头放置位置。（B）短轴视图超声图像：踝关节前侧的肌腱从内侧到外侧依次为胫骨前肌（白色箭头所示）、踇长伸肌（EHL）（黄色箭头所示）和趾长伸肌（EDL）（红色箭头所示）。EHL 显示为高回声肌腱部分和低回声肌肉部分。腓深神经（白色三角形所示）位于中间肌腱的深方，在 EHL 肌腱的正下方（a：足背动脉）

　　（2）长轴视图 / 纵向视图：可以沿着每根肌腱获得，以观察任何局部肌腱病变（图 5-4
　　　　至 5-6）。

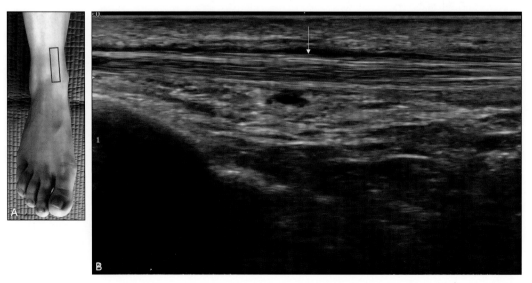

**图 5-4**　胫骨前肌肌腱的长轴视图。（A）探头放置位置。（B）胫骨前肌肌腱（白色箭头所示）的长轴视图超声图像

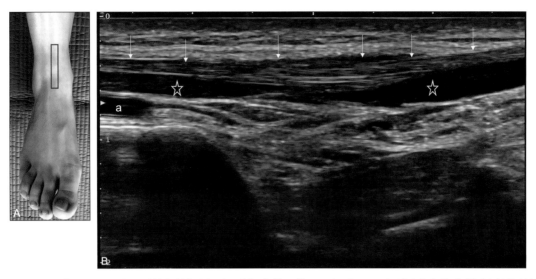

**图 5-5**　跨长伸肌（EHL）肌腱的长轴视图。（A）探头放置位置。（B）EHL 肌腱（白色箭头所示）的长轴视图超声图像。可见 EHL（白色星形所示）下层的肌肉（a：足背动脉）

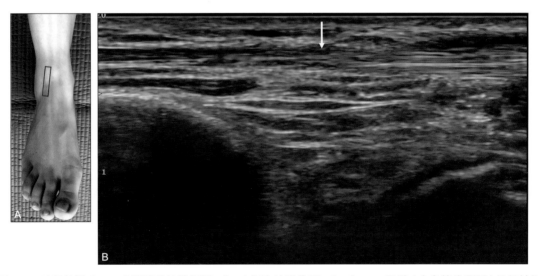

**图 5-6**　趾长伸肌（EDL）肌腱的长轴视图。（A）探头放置位置。（B）EDL 肌腱（白色箭头所示）的长轴视图超声图像

3. 相关解剖：踝前侧有三条肌腱，从内侧到外侧依次为胫骨前肌肌腱、跨长伸肌（extensor hallucis longus, EHL）肌腱和趾长伸肌（extensor digitorum longus, EDL）肌腱。足背动脉和腓深神经位于 EHL 肌腱的正下方[1]。

4. 应记住的要点：踝关节伸肌肌腱的滑膜鞘通常不含有液体。即使只有少量液体存在也应考虑腱鞘炎[1]。

## （三）胫腓前下韧带

相关解剖如图 5-7 所示。

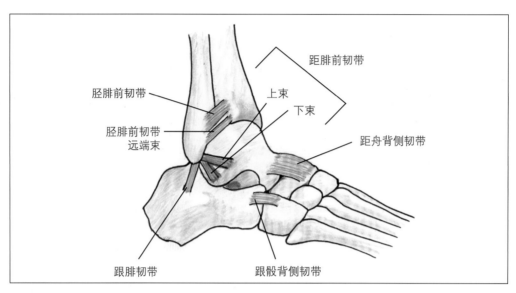

**图 5-7**　踝关节前外侧韧带的相关解剖

1. 患者体位：踝关节轻度跖屈和内翻。
2. 探头 / 换能器放置位置：将探头沿着跨越胫骨远端和腓骨的韧带位置放置（图 5-8 ）。

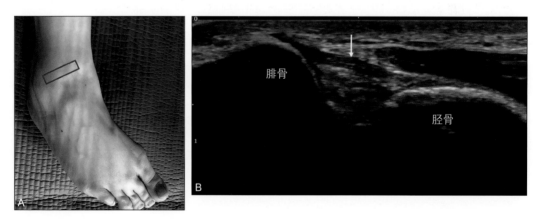

**图 5-8**　胫腓前下韧带。（ A ）探头放置位置。（ B ）胫骨和腓骨之间的胫腓前下韧带（白色箭头所示）

3. 相关解剖：胫腓前下韧带从胫骨的腓骨结节的前缘向腓骨干远端和外踝的前缘斜向走行。该韧带的厚度为 2.6 ~ 4 mm，长度为 12 ~ 15.5 mm[2-3]。该韧带是扁平带状并与骨间膜的前部融合[4]。
4. 应记住的要点：胫腓前下韧带对于下胫腓关节的稳定性有重要作用。该韧带的损伤可能会导致踝关节不稳和踝穴增宽[2]。

## （四）距腓前韧带

1. 患者体位：踝关节轻度跖屈和内翻。
2. 探头 / 换能器放置位置：将探头放置在沿着跨越距骨和腓骨前侧的韧带位置放置（图 5-9）。

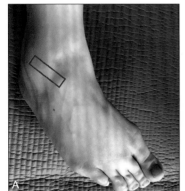 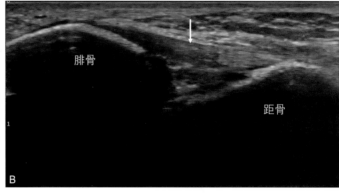

图 5-9　距腓前韧带。（A）探头放置位置。（B）距腓前韧带（白色箭头所示）位于距骨和腓骨之间

3. 相关解剖：距腓前韧带连接外踝的前外侧边缘和距骨颈的外侧面。该韧带的一些纤维与胫距关节囊融合。其主要功能是限制距骨相对于腓骨和胫骨的前移 [2,4]。
4. 应记住的要点：距腓前韧带是踝关节外侧复合体中最常见的损伤韧带 [2]。

## （五）腓深神经

1. 患者体位：足中立或轻微跖屈。
2. 探头／换能器放置位置：将探头横向放置在踝前侧以显示三个肌腱；从内侧到外侧分别为胫骨前肌、跗长伸肌（EHL）和趾长伸肌（EDL）。腓深神经位于 EHL 肌腱的深部，伴行于足背动脉（图 5-10）。

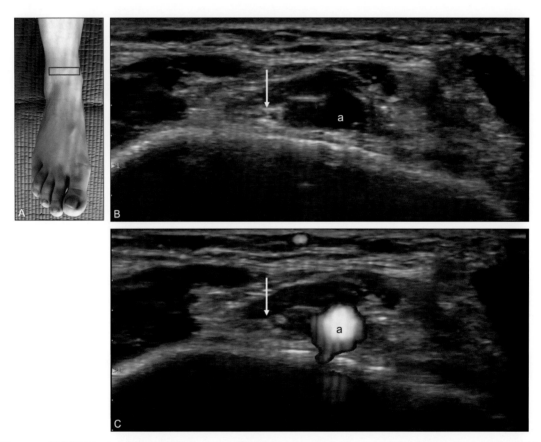

图 5-10　腓深神经。（A）探头放置位置。（B）腓深神经（白色箭头所示）位于跗长伸肌（EHL）肌腱的深部，并在踝关节前侧水平伴有足背动脉（白色 a）。（C）彩色多普勒超声图像，显示了足背动脉（黑色 a）和腓深神经（白色箭头所示）

3. 相关解剖：腓深神经和足背动脉在踝关节前侧水平并行。腓深神经向足部的趾短伸肌和跗短伸肌发出运动支。它还向踝关节和第一趾蹼的背侧发出感觉支。
4. 应记住的要点：腓深神经的分支方式可能不同。有时足背动脉在踝关节前方可能伴行腓深神经的内侧和外侧分支。

## 二、踝外侧

（一）腓侧肌腱

相关解剖如图 5-11 所示。

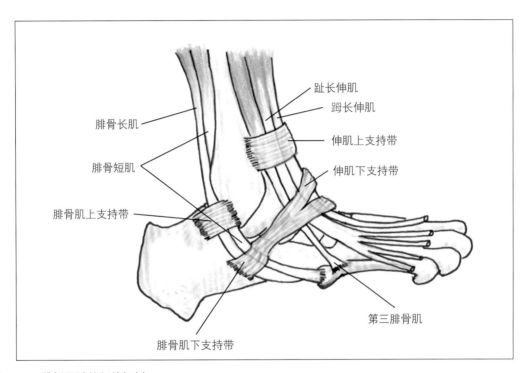

**图 5-11** 腓侧肌腱的相关解剖

1. 患者体位：俯卧位，将足搭在桌子边缘。
2. 探头 / 换能器放置位置：
    （1）短轴视图：将探头横向放置在外踝和跟腱之间以显示腓骨后侧的腓侧肌腱。

（2）长轴视图：在短轴视图位置上将探头旋转 90°，对准这些肌腱的长轴（图 5-12 至 5-15 ）。

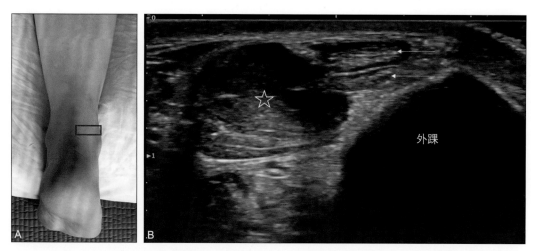

**图 5-12** 腓侧肌腱的短轴视图。（A）探头放置位置。（B）外踝后腓侧肌腱的短轴视图超声图像，显示了腓骨长肌（黄色箭头所示）肌腱、腓骨短肌（白色箭头所示）肌腱和腓骨短肌肌肉（白色星形所示）

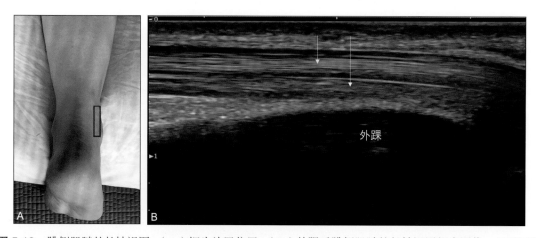

**图 5-13** 腓侧肌腱的长轴视图。（A）探头放置位置。（B）外踝后腓侧肌腱的长轴视图超声图像，显示了腓骨长肌肌腱（黄色箭头所示）和腓骨短肌肌腱（白色箭头所示）

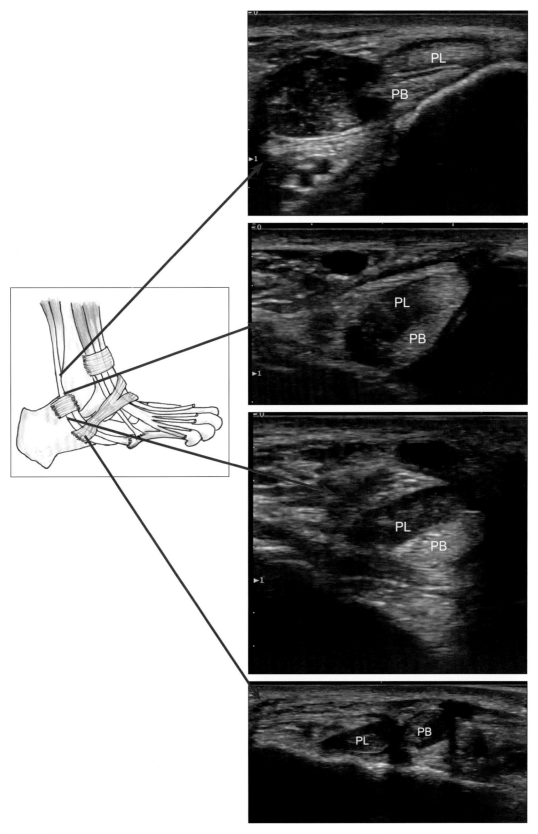

**图 5-14** 外踝和足外侧周围从近端到远端水平的腓侧肌腱的短轴视图（PB：腓骨短肌；PL：腓骨长肌）

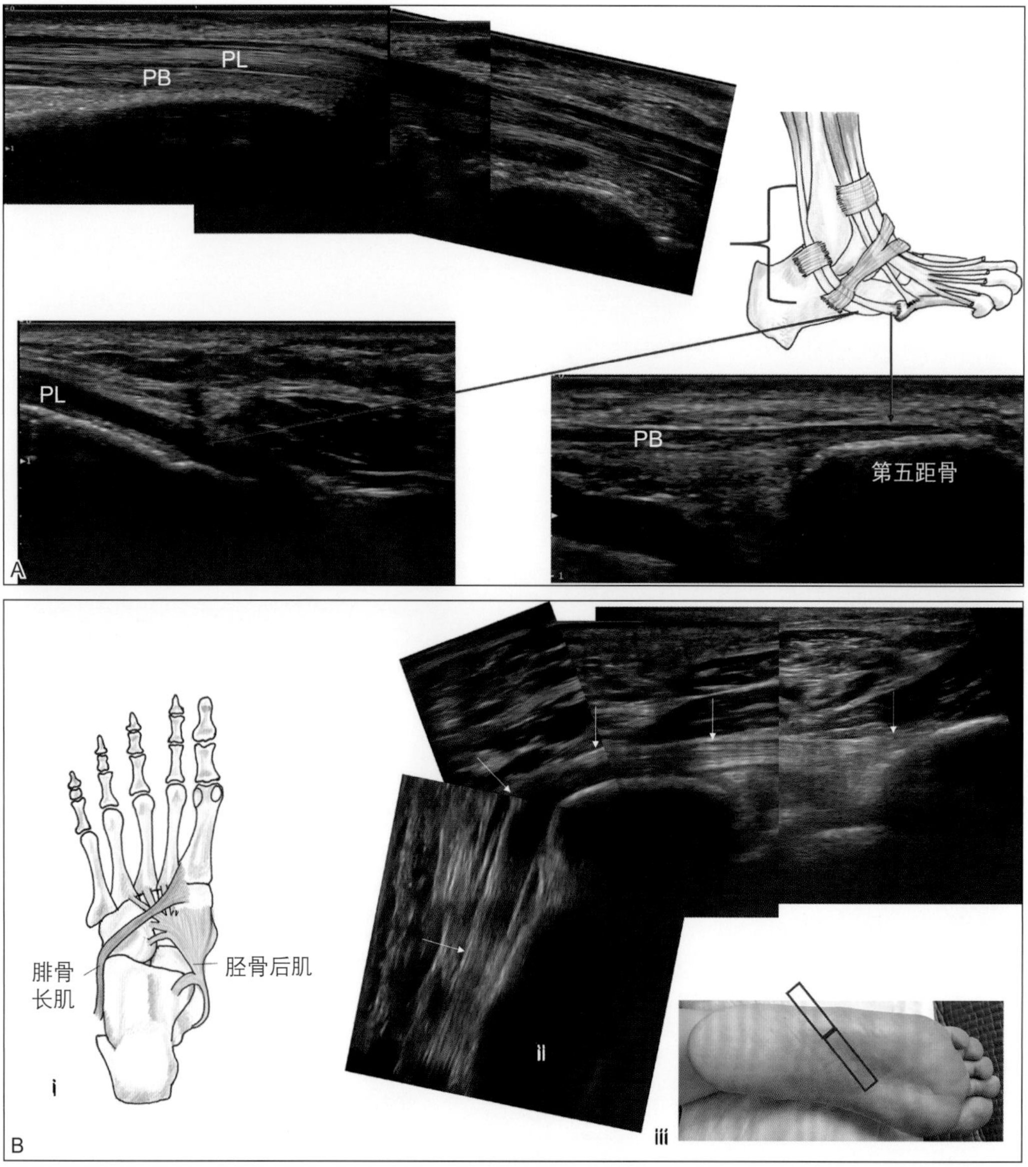

**图 5-15** （A）外踝和足外侧周围腓侧肌腱从近端到远端的长轴视图。腓骨长肌（PL）肌腱环绕足外侧进入足底（注意由于各向异性导致的低回声肌腱）。腓骨短肌（PB）肌腱附着在第五跖骨基底粗隆的外侧面。（B）足底侧腓骨长肌的长轴视图。（i）相关解剖。（ii）腓骨长肌肌腱（白色箭头所示）从足的外侧到足底，附着于第一跖骨基底的足底。（iii）探头放置位置

3. 相关解剖：腓骨短肌的位置比腓骨长肌的位置深。在腓骨远端或外踝尖端水平，跟腓韧带（CFL）在腓侧肌腱的深方，其走行方向大致与腓侧肌腱垂直。

4. 应记住的要点：腓侧肌腱沿着足外缘走行时，在外踝尖端发生急转。异常的腓骨四头肌可能作为第三个肌腱与腓骨短肌和腓骨长肌一起出现[5]。不应将其与腓骨短肌撕裂混淆。

## （二）跟腓韧带

1. 患者体位：踝轻微背屈。
2. 探头 / 换能器放置位置：将探头跨越外踝尖端和跟骨外侧表面沿着跟腓韧带（calcaneofibular ligament, CFL）走行放置。或者，腓侧肌腱在短轴视图上可见，因为它们环绕着外踝，并且 CFL 可以在腓侧肌腱下方的外踝和跟骨之间看到（图 5-16）。

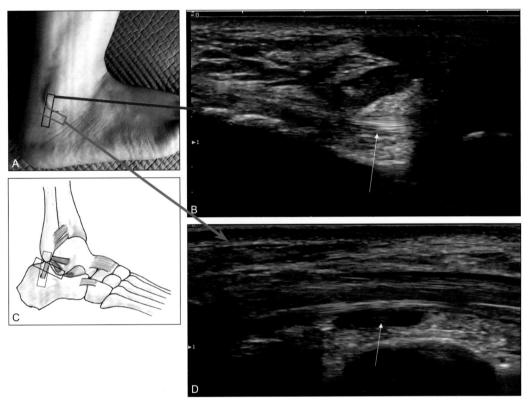

**图 5-16**　跟腓韧带（CFL）。（A）探头放置位置。（B）CFL（白色箭头所示）的长轴视图超声图像以及覆盖其上的腓侧肌腱的短轴视图超声图像。（C）相关解剖以及探头放置位置。（D）CFL（白色箭头所示）的短轴视图超声图像以及覆盖其上的腓侧肌腱的长轴视图超声图像。由于各向异性，CFL 显示为低回声。倾斜探头可使 CFL 呈现低回声或高回声

3. 相关解剖：跟腓韧带（CFL）是一个长绳状韧带，在腓侧肌腱深方走行（见图 5-7）。CFL 的主要功能是限制跟骨相对于腓骨的内翻 [2]。
4. 应记住的要点：踝关节背屈时，腓侧肌腱向浅表移动。如果踝背屈时腓侧肌腱没有向浅表移动，应考虑为 CFL 撕裂。

# 三、踝内侧

## （一）跗管及其内容物

相关解剖如图 5-17 所示。

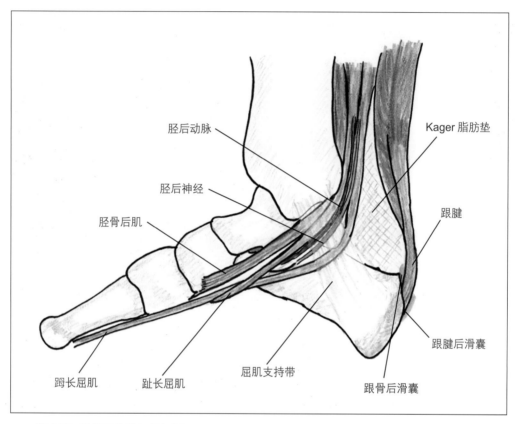

胫后动脉

胫后神经

胫骨后肌

Kager 脂肪垫

跟腱

蹞长屈肌　趾长屈肌　屈肌支持带

跟腱后滑囊

跟骨后滑囊

**图 5-17**　踝内侧 / 跗管结构的相关解剖

1. 患者体位：仰卧位。
2. 探头 / 换能器放置位置：将探头在内踝水平沿着屈肌支持带放置，以在短轴视图中看到跗管内容物（图 5-18）。将探头在短轴视图位置上旋转 90°，以获得每个结构的长轴视图（图 5-19 至 5-22）。

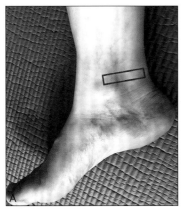
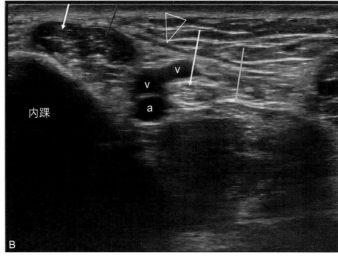

**图 5-18** 踝管（内踝）的短轴视图。（A）探头放置位置。（B）内踝的短轴视图超声图像，显示了胫后肌腱（白色箭头所示）、趾长屈肌（FDL）肌腱（红色箭头所示）、胫后动脉（a）、胫后神经（黄色箭头所示）、静脉（v）和踇长屈肌（FHL）肌腱（蓝色箭头所示），伴肌腱下低回声的肌肉。还显示了屈肌支持带（白色三角形所示）

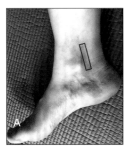
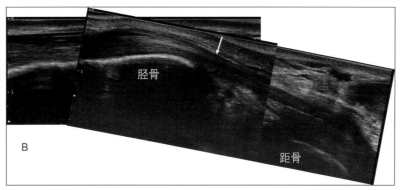

**图 5-19** 胫后肌腱的长轴视图。（A）探头放置位置。（B）胫后肌腱（白色箭头所示）的长轴视图超声图像

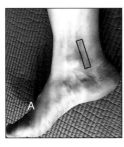
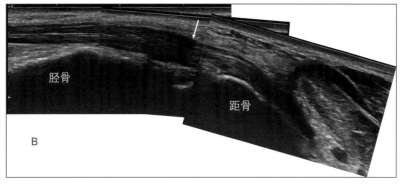

**图 5-20** 趾长屈肌（FDL）肌腱的长轴视图。（A）探头放置位置。（B）FDL 肌腱的长轴视图超声图像（白色箭头所示）

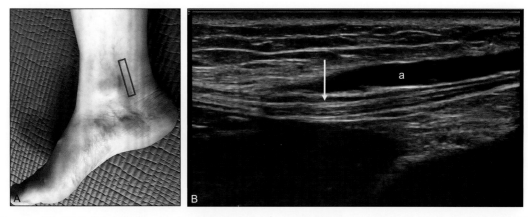

**图 5-21** 胫后神经的长轴视图。（A）探头放置位置。（B）胫后神经（白色箭头所示）的长轴视图超声图像（a：动脉）

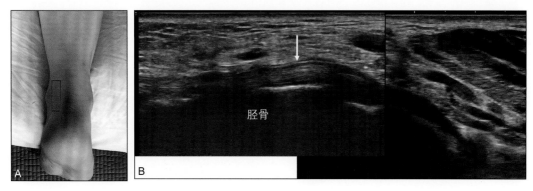

**图 5-22** （足）拇长屈肌（FHL）肌腱的长轴视图。（A）将探头沿着后踝关节放置在踝关节后内侧。（B）FHL 肌腱（白色箭头所示）的长轴视图超声图像

3. 相关解剖：从前到后的结构依次为胫骨后肌、趾长屈肌（FDL）、胫后动脉、胫后神经、静脉和拇长屈肌（flexor hallucis longus, FHL）。

4. 应记住的要点：不要将 FHL 和胫后神经混淆，因为两者在这个水平都显示为高回声结构。应用被动屈伸大脚趾的动态检查有助于区分 FHL 和胫后神经。

## （二）三角韧带复合体

三角韧带或内侧副韧带复合体有两层：①深层，从内踝延伸到距骨，是由胫距前韧带和胫距后韧带组成；②浅层，是一个从内踝延伸到舟骨、弹簧韧带以及跟骨的三角形结构，是由胫舟韧带、胫骨弹簧韧带和胫跟韧带组成（图 5-23）。

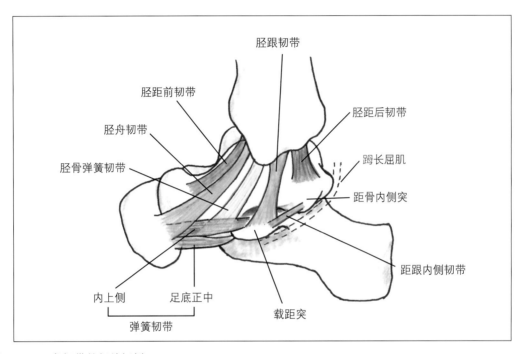

**图 5-23**　三角韧带的相关解剖

1. 患者体位：踝关节背屈以观察胫距后韧带（图 5-24）、胫跟韧带（图 5-25）和胫骨弹簧韧带（图 5-26）。踝关节跖屈以观察胫距前韧带（图 5-27）和胫舟韧带（图 5-28）。踝关节背屈以观察距跟内侧韧带（图 5-29）。

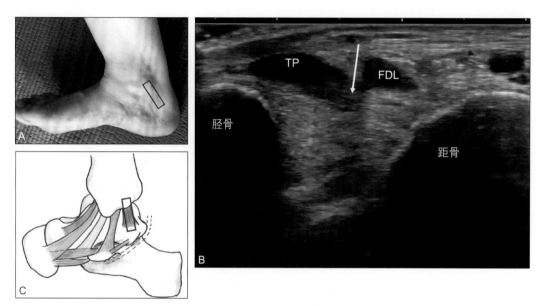

**图 5-24** 胫距后韧带。（A）踝关节背屈位放置探头。（B）胫距后韧带（白色箭头所示）位于胫骨和距骨之间，其上面覆盖着胫后肌腱（TP）和趾长屈肌（FDL）肌腱。（C）相关解剖以及探头放置位置

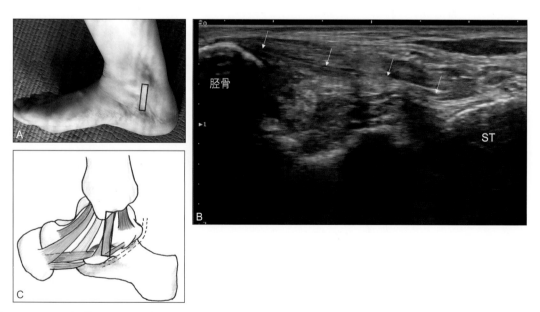

**图 5-25** 胫跟韧带。（A）踝关节背屈位放置探头。（B）胫跟韧带（白色箭头所示）位于胫骨和跟骨载距突（ST）之间。（C）相关解剖以及探头放置位置

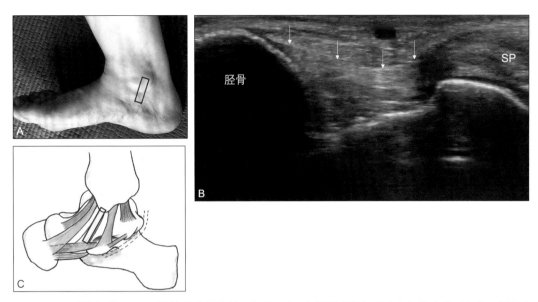

**图 5-26**　胫骨弹簧韧带。（A）踝关节背屈位放置探头。（B）胫骨弹簧韧带（白色箭头所示）位于胫骨和弹簧韧带（SP）之间。（C）相关解剖以及探头放置位置

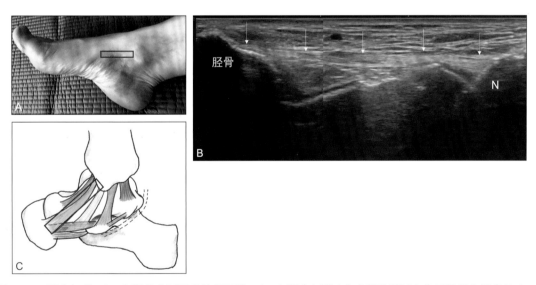

**图 5-27**　胫舟韧带。（A）踝关节跖屈位放置探头。（B）胫舟韧带（白色箭头所示）位于胫骨和足舟骨（N）之间。（C）相关解剖以及探头放置位置

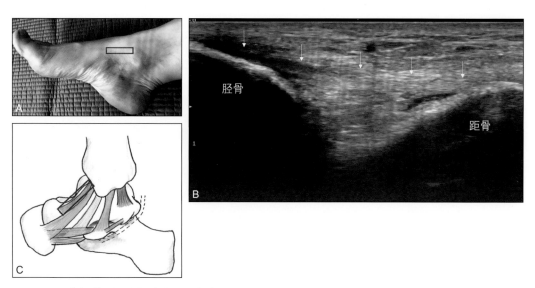

**图 5-28**　胫距前韧带。（A）踝关节跖屈位放置探头。（B）胫距前韧带（白色箭头所示）位于胫骨和距骨之间。（C）相关解剖以及探头放置位置

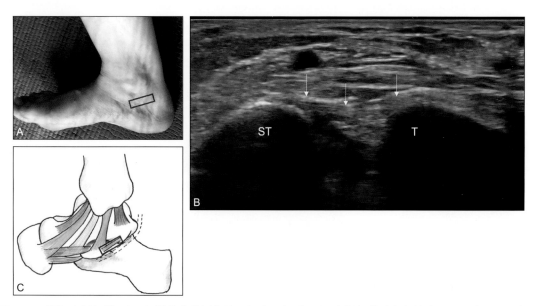

**图 5-29**　距跟内侧韧带。（A）踝关节背屈位放置探头。（B）距跟内侧韧带（白色箭头所示）位于跟骨载距突（ST）和距骨（T）内侧结节之间。（C）相关解剖以及探头放置位置

2. 探头/换能器放置位置：将探头以长轴方向沿着扫描的韧带放置，保持探头的一端固定在内踝上，另一端呈扇形移动，从距骨扫描到跟骨的载距突、弹簧韧带的内上侧、足舟骨的背内侧以及距骨的前内侧面，以扫描内侧副韧带复合体（见图 5-24 至 5-29）。

3. 相关解剖：内侧副韧带复合体的深层的强度比浅层的强度大得多。整个内侧副韧带复合体的功能就像一个稳定踝关节和抵抗外翻的单元。胫舟韧带、胫骨弹簧韧带和弹簧韧带复合体的纤维互相交织。

4. 应记住的要点：三角韧带的单独撕裂是罕见的。三角韧带撕裂通常与踝关节的其他损伤

有关，诸如外踝骨折，或者一种不太常见的损伤，诸如内踝撕脱骨折。55% 的人有胫舟韧带。88% 的人有胫跟韧带 [2]。胫距前韧带是一条非常薄的韧带，其缺失可归因于正常解剖变异。胫距后韧带是内侧副韧带复合体中最厚的韧带 [2]。

　　胫距韧带复合体在超声图像中可能表现为低回声，这是由其纤维方向和肌腱束之间的脂肪所致。胫跟韧带呈薄带状，胫后肌腱覆盖在其上方。

## 四、踝后侧

### （一）跟腱

1. 患者体位：俯卧位，将足放在桌子边上。
2. 探头 / 换能器放置位置：
　　（1）长轴视图：将探头沿着跟腱放置，使跟骨出现在视图中。从跟骨的骨性附着处到近端的肌肉 - 肌腱结合部扫描跟腱（图 5-30 和 5-31）。
　　（2）短轴视图：将探头横向放置在跟腱上，按从下到上的顺序扫描整个跟腱（图 5-32）。

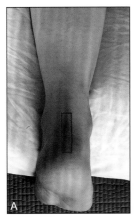
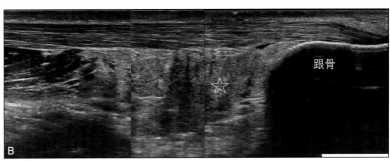

**图 5-30**　跟腱的长轴视图。（A）探头放置位置。（B）跟腱的长轴视图超声图像，显示了 Kager 脂肪垫（白色星形所示）

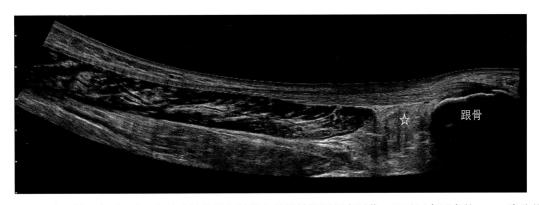

**图 5-31**　从跟骨止点到肌肉 - 肌腱连接处的跟腱的全景长轴视图超声图像，显示了高回声的 Kager 脂肪垫（白色星形所示）

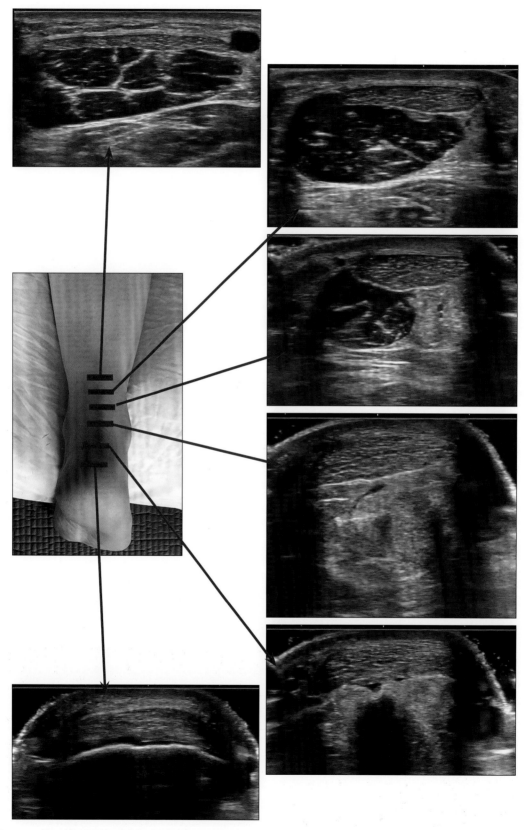

**图 5-32** 从远端到近端不同水平的跟腱的短轴视图

3. 相关解剖：跟骨结节有三个侧面：上、中和下面（图 5-33）。跟骨后滑囊覆盖着跟骨结节的上面。跟骨结节的中面分为两部分：腓肠肌外侧头的腱束附着于跟骨结节中面的外侧，比目鱼肌的腱束附于跟骨结节的中面内侧。腓肠肌内侧头的腱束附着于跟骨结节的下面 [6]（图 5-34）。

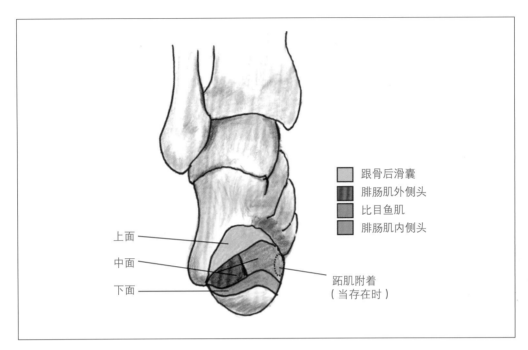

**图 5-33**　跟骨结节的各个侧面

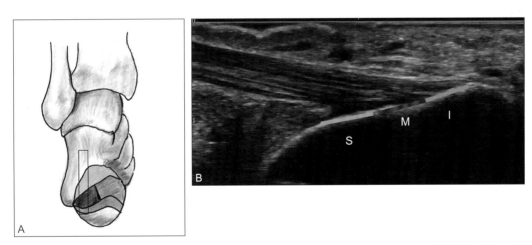

**图 5-34**　（A）跟骨结节的各个侧面。（B）显示跟骨结节的上（S）、中（M）和下（I）各个侧面的跟腱的长轴视图超声图像

　　Kager 脂肪垫是由跟腱、踇长屈肌（FHL）和邻近跟骨的楔形脂肪组成的一个三角形区域 [7]。

4. 应记住的要点：跟腱最浅的部分是由腓肠肌内侧头腱束形成的，后者附着于整个跟骨结节的宽度。

据报道，跟腱可能是通过腱旁组织与跖筋膜相连[6,8]（图 5-35）。

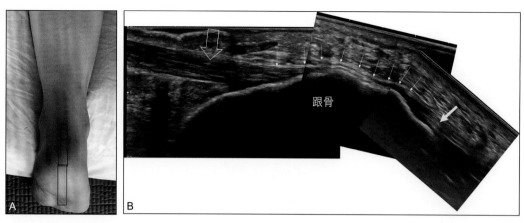

**图 5-35** （A）探头放置位置。（B）跟腱（白色大箭头所示）通过腱旁组织（白色小箭头所示）与跖筋膜（黄色箭头所示）相连

6%～8% 的人没有跖肌肌腱。当存在时，跖肌肌腱在内侧附着于跟骨结节的中面[9]。文献中报道的跖肌肌腱的附着位置存在变异[10]。

跖屈时，Kager 脂肪垫伸入跟骨后滑囊，一直延伸到附着点。在中立位，Kager 脂肪垫回缩，以使跟腱紧靠跟骨（跟骨上结节）[7]。

## （二）胫腓后下韧带

相关解剖如图 5-36 所示。

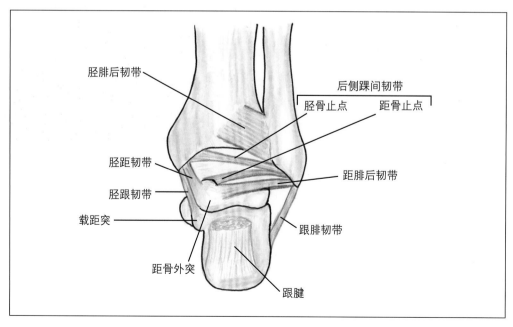

**图 5-36** 踝后方韧带的相关解剖

1. 患者体位：踝关节微背屈和外翻。
2. 探头 / 换能器放置位置：将探头跨越胫骨远端和腓骨后方沿韧带放置（图 5-37）。

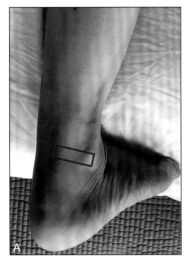
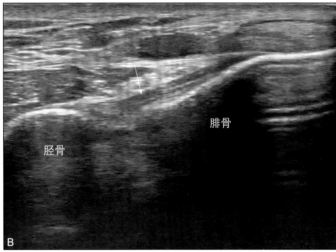

图 5-37　胫腓后韧带。（A）踝关节背屈和外翻位放置探头。（B）胫腓后韧带（白色箭头所示）位于胫骨和腓骨（外踝）之间

3. 相关解剖：胫腓后下韧带从胫骨干的后结节发出，斜行走向外踝后部。
4. 应记住的要点：胫腓后下韧带远比下胫腓前韧带强，在踝关节扭伤中很少被累及。

## （三）距腓后韧带

1. 患者体位：踝轻微背屈。
2. 探头 / 换能器放置位置：将探头沿距腓后韧带放置，跨越距骨和腓骨后方（图 5-38）。

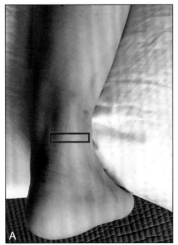
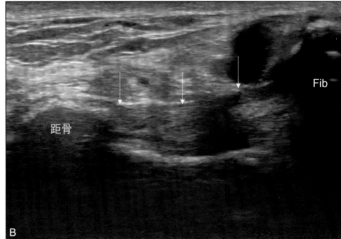

图 5-38　距腓后韧带。（A）踝关节背屈位放置探头。（B）距腓后韧带（白色箭头所示）位于距骨和腓骨（Fib）（外踝）之间

3. 相关解剖：距腓后韧带连接距骨后突的外侧结节和外踝的后部。距腓后韧带在关节囊内，但在滑膜外。它是外侧副韧带复合体中最深的韧带。其主要功能是限制距骨的后移。

4. 应记住的要点：完全背屈会使距腓后韧带承受最大的应力。因为骨的稳定性在背屈时保护韧带，所以踝关节扭伤很少累及距腓后韧带。由于其位置较深，距腓后韧带扫描的窗口有限，只能部分显示该韧带。

# 五、后足

## （一）距下关节

距下关节分为距下前关节（anterior subtalar joint, ASTJ）和距下后关节（posterior subtalar joint, PSTJ）。ASTJ 和 PSTJ 之间缺乏连接；因此，对于它们的评估应分别进行[11]（图 5-39）。

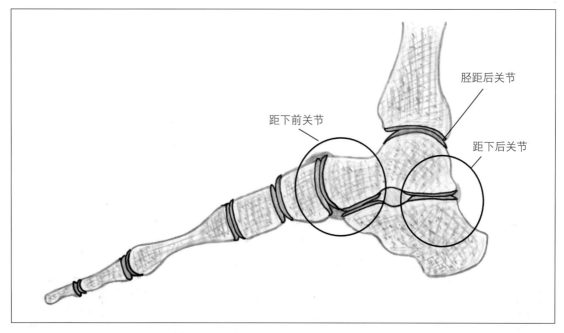

**图 5-39**　距下关节的相关解剖

一）距下前关节（内侧显示）

1. 患者体位：仰卧位，腿外旋以检查足内侧。

2. 探头 / 换能器放置位置：首先将探头跨越内踝和跟骨载距突的远端放置。保持探头的远端固定在跟骨载距突，将探头的近端朝足舟骨的方向向前旋转，直到视野中显示出 ASTJ[11]（图 5-40）。

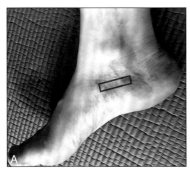
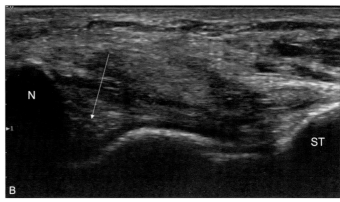

**图 5-40**　距下前关节（ASTJ）（内侧显示）。（A）将探头放置于跟骨载距突和足舟骨之间。（B）ASTJ（白色箭头所示）（N：舟骨；ST：跟骨载距突）

3. 相关解剖：距骨软骨上的弹簧韧带在这个水平上可以显示。覆盖在弹簧韧带上的是胫后肌腱的斜向短轴视图。
4. 应记住的要点：跟骨载距突是重要的骨性标志物，应准确地找到跟骨载距突以扫描 ASTJ。

## 二）距下后关节（内侧显示）

1. 患者体位：仰卧位，腿向外旋转以检查足内侧。
2. 探头 / 换能器放置位置：首先将探头跨越内踝和跟骨载距突的远端以长轴方向放置。然后保持探头朝向不变向后移动到内踝后方扫描踇长屈肌（FHL）肌腱。可在 FHL 肌腱下方显示 PSTJ[11]（图 5-41）。

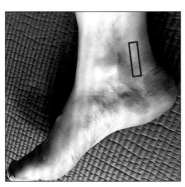
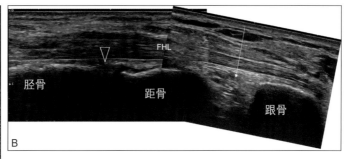

**图 5-41**　距下后关节（PSTJ）（内侧显示）。（A）将探头放置于内踝后方以显示踇长屈肌（FHL）肌腱。可在 FHL 肌腱的下方看到距下关节。（B）距下关节（白色箭头所示）和其上方覆盖的 FHL 肌腱。近端可见胫距后关节（白色三角形所示）

3. 相关解剖：在此视图中，胫距关节紧邻 PSTJ 的近端。

4. 应记住的要点：PSTJ 与胫距关节（踝关节）后隐窝之间有连接。

## 三）距下后关节（外侧显示）

1. 患者体位：仰卧位，腿内旋以检查足的外侧面；或侧卧位，检查侧的足在上，以检查足的外侧面。

2. 探头 / 换能器放置位置：首先将探头跨越外踝尖端和跟骨外侧表面以长轴方向放置。然后保持探头朝向不变稍向前移至外踝的前面以扫描 PSTJ，要显示三个骨性标志：跟骨、距骨和腓骨远端（外踝；图 5-42 ）[11]。

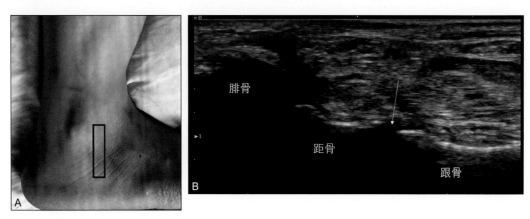

**图 5-42** 距下后关节（ PSTJ ）的外侧显示。（ A ）将探头跨越外踝、距骨和跟骨以长轴方向放置在外踝前方。（ B ）距下关节（白色箭头所示）

3. 相关解剖：跟骨、距骨和腓骨（外踝）是三个骨性标志。PSTJ 位于跟骨和距骨之间。腓骨长肌和腓骨短肌显示覆盖在这些骨性标志物上。

4. 应记住的要点：PSTJ 和胫距关节（踝关节）的后隐窝之间有连接。

## 四）距下后关节（后侧显示）

1. 患者体位：侧卧位，检查侧在上以扫描足的后方；或俯卧位以检查足的后方；踝关节中立或稍微背屈。
2. 探头/换能器放置位置：探头沿跟腱的长轴放置，将探头的远端放置于跟骨上。增加扫描深度以显示 PSTJ，后者在 Kager 脂肪垫的深方[11]（图 5-43）。

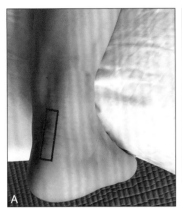
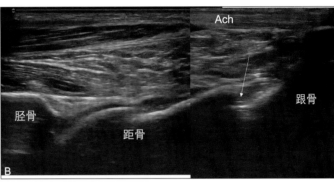

**图 5-43**　距下后关节（PSTJ）（后显示）。（A）探头沿跟腱长轴方向放置。增加扫描深度以显示 PSTJ，后者在 Kager 脂肪垫的深方。（B）PSTJ（白色箭头所示）（Ach：跟腱）

3. 相关解剖：胫骨远端、距骨和跟骨是三个骨性标志。跟腱和 Kager 脂肪垫覆盖在 PSTJ 上。
4. 应记住的要点：踝背屈有助于更好地显示 PSTJ。

## （二）足底筋膜

相关解剖如图 5-44 和 5-45 所示。

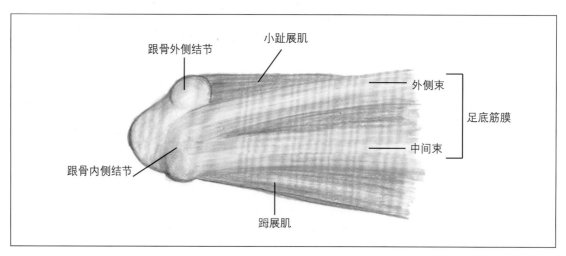

**图 5-44**　足底筋膜的相关解剖

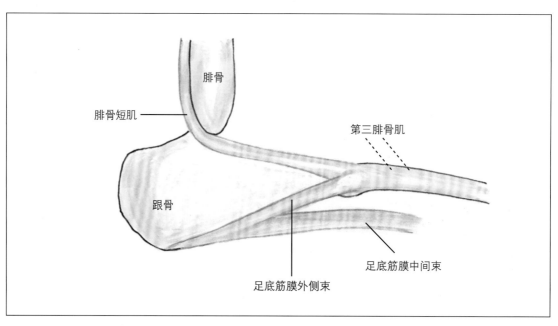

**图 5-45**　第五跖骨（5th MT）基底部的足底筋膜外侧束和其他附着体的相关解剖

1. 患者体位：俯卧位，将要检查的足放在桌子边缘。
2. 探头 / 换能器放置位置：将探头沿足底筋膜的长轴方向放置，将探头近端放置于跟骨内侧结节扫描足底筋膜的中间束（图 5-46 和 5-47）。为扫描足底筋膜外侧束，将探头向第五跖骨侧平移（图 5-48）。

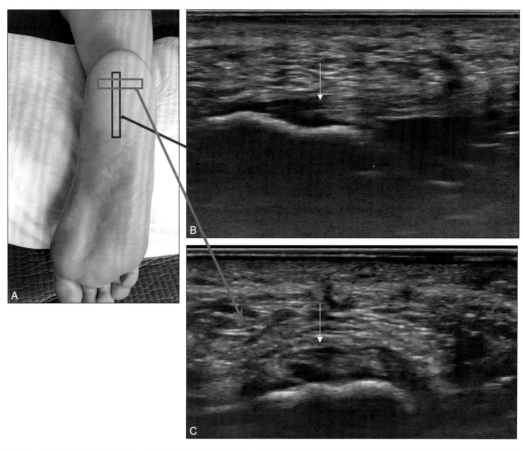

**图 5-46**　足底筋膜的中间束。（A）探头放置位置。（B）足底筋膜中间束（白色箭头所示）的长轴视图超声图像。（C）足底筋膜的中间束（白色箭头所示）的短轴视图超声图像

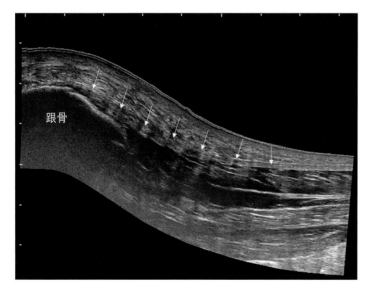

**图 5-47**　足底筋膜中间束（白色箭头所示）的全景视图

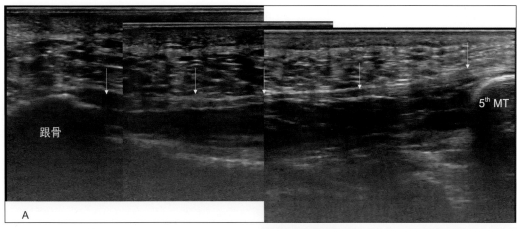

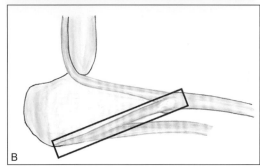

**图 5-48** 足底筋膜外侧束（白色箭头所示）位于跟骨和第五跖骨（5th MT）粗隆之间。（B）相关解剖以及探头放置位置

3. 相关解剖：足底筋膜有两束，即中间束和外侧束，它们起自跟骨内侧结节。中间束起自跟骨内侧结节后继续向远端走行并分成五束，附着在每个足趾的跖板上。足底筋膜外侧束当附着在第五跖骨粗隆的外侧面上时其方向由跖行向变为矢状方向[12-13]。

4. 应记住的要点：足底筋膜外侧束在第五跖骨粗隆处的起止点病变可能会被疑为起自第五跖骨基底部非外伤性足部疼痛[12]。

# 六、中足

## （一）外侧韧带

跟骰背侧韧带和距舟背侧韧带如图 5-7 所示。

1. 患者体位：足轻度内翻以扫描跟骰韧带；足跖屈以扫描距舟背侧韧带。
2. 探头 / 换能器放置位置：
   （1）跟骰背侧韧带：将探头的远端放置于第五跖骨基底之上，后者是开始的一个骨性标志，然后将探头向近端移动以显示跟骰关节（图 5-49）。

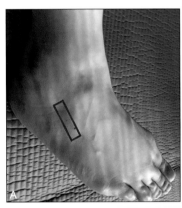
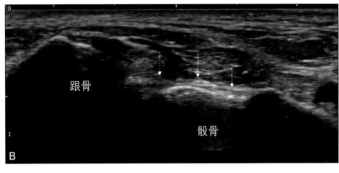
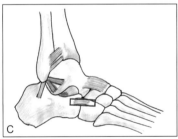

**图 5-49**　跟骰背侧韧带。（A）足轻度内翻位放置探头。将探头的远端置在第五跖骨基底上，后者是开始的一个骨性标志，然后将探头向近端移动以显示跟骰关节。（B）跟骰背侧韧带（白色箭头所示）位于跟骨和骰骨之间。（C）相关解剖及探头放置位置

（2）距舟背侧韧带：首先将探头沿着胫距关节前隐窝的长轴方向放置，然后向远端移动探头，直到距骨颈可见，因为距舟背侧韧带从距骨颈部延伸至足舟骨[2]（图5-50）。

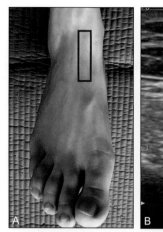
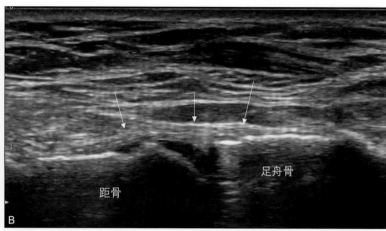

距骨　　足舟骨

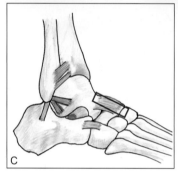

**图5-50**　距舟背侧韧带。（A）探头以长轴方向放置于胫距关节前隐窝上，随后向远端移动探头，直到距骨颈被显示。韧带从距骨颈部延伸至足舟骨。（B）距舟背侧韧带（白色箭头所示）位于距骨和舟骨之间。（C）相关解剖以及探头放置位置

3. 相关解剖：跟骰背侧韧带是跟骰关节囊背外侧的增厚。距骨舟背侧韧带与距舟关节囊融为一体并被伸肌肌腱覆盖[2]。
4. 应记住的要点：距舟背侧韧带不与皮肤平行；因此，需要将探头向远端轻微倾斜以避免出现各向异性伪像。

## （二）内侧韧带

跟舟足底韧带或弹簧韧带复合体包括三个部分：上内束、跖内斜束和跖下纵束（见图 5-23）。

1. 患者体位：足中立或轻度背屈。
2. 探头 / 换能器放置位置：将探头的一端放在跟骨载距突上，另一端放在足舟骨的上内侧以扫描上内束（图 5-51）。

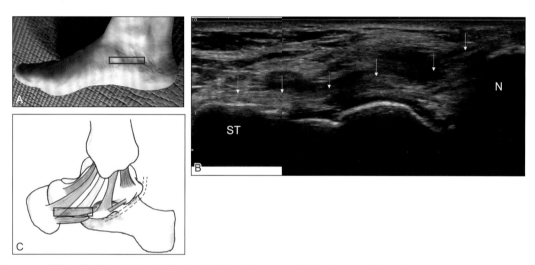

**图 5-51**　弹簧韧带或跟舟足底韧带。（A）将探头放置于跟骨载距突和足舟骨的内上侧之间。（B）跟舟足底韧带（白色箭头所示）位于跟骨载距突（ST）和足舟骨（N）之间。（C）相关解剖以及探头放置位置

弹簧韧带复合体的跖内斜束和跖下纵束的位置较深，因此难以成像。施加外翻应力的动态评估可用于检查其完整性[2]。

3. 相关解剖：弹簧韧带的上内束显示为高回声带。其上覆盖的胫后肌腱可以显示[2]。
4. 应记住的要点：弹簧韧带复合体是足弓的一个主要稳定结构。由于其靠近胫后肌腱，其损伤或功能障碍与胫后肌腱功能障碍密切相关，反之亦然。

# 七、前足

## （一）跖趾关节和跖板

相关解剖如图 5-52 所示。

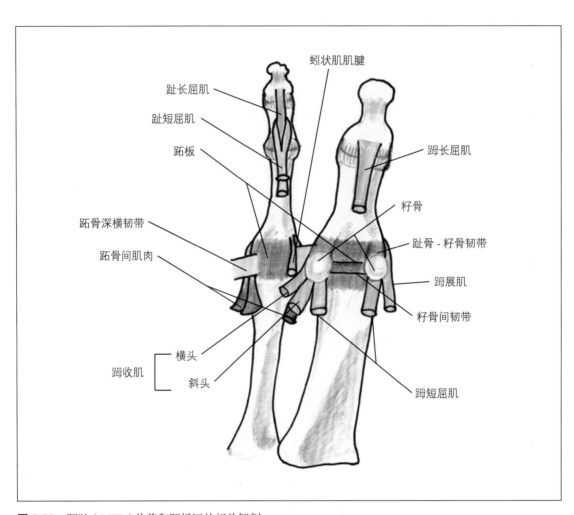

**图 5-52** 跖趾（MTP）关节和跖板区的相关解剖

1. 患者体位：仰卧位，足中立。
2. 探头 / 换能器放置位置：
   （1）跖侧：将探头沿跖趾（metatarsophalangeal, MTP）关节的跖侧以长轴方向放置。将探头横向放置以获得短轴视图（图 5-53 至 5-55）。

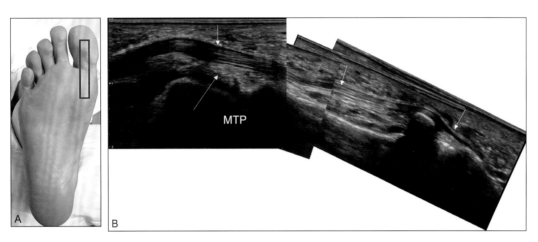

**图 5-53** 跖侧第一跖趾（MTP）关节的长轴视图。（A）探头放置位置。（B）跛长屈肌（FHL）肌腱（白色箭头所示）和覆盖在 MTP 区域的高回声跖板（黄色箭头所示）

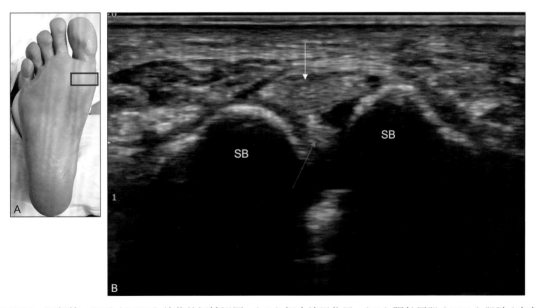

**图 5-54** 跖侧第一跖趾（MTP）关节的短轴视图。（A）探头放置位置。（B）跛长屈肌（FHL）肌腱（白色箭头所示）位于两块籽骨（SB）之间。还显示了籽骨间韧带（蓝色箭头所示）

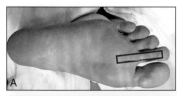

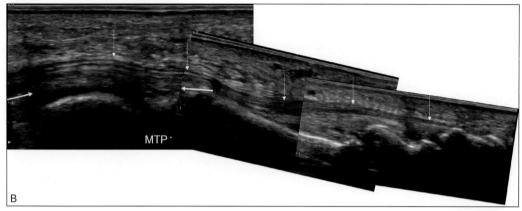

**图 5-55**　跖侧第二跖趾（MTP）关节的长轴视图。（A）探头放置位置。（B）屈肌腱（白色箭头所示）和覆盖在 MTP 关节区域上的高回声跖板（在黄色箭头之间）

（2）背侧：将探头沿 MTP 关节背侧（图 5-56）的长轴方向放置。将探头横向放置以获得短轴视图。

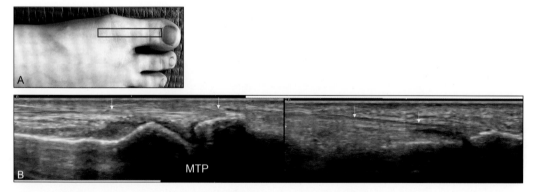

**图 5-56**　足背侧第一跖趾（MTP）关节的长轴视图。（A）探头放置位置。（B）MTP 关节和覆盖其上的伸肌肌腱（白色箭头所示）

3. 相关解剖：

（1）第一 MTP 关节：第一 MTP 关节的跖侧有 2 块籽骨，它们之间由韧带连接在一起。在这 2 块籽骨之间有一个可以显示跖板区域的小窗口，后者位于籽骨间韧带的深部，在第一 MTP 关节的正上方。蹈长屈肌（FHL）位于籽骨间韧带的上方，向远端行走，附着于远端趾骨基底部[14-15]。

（2）其余较小的 MTP 关节：在这些较小的 MTP 关节中，趾长屈肌（FDL）肌腱和趾短屈肌（FDB）肌腱覆盖在跖板区域。FDB 向远端分为两束并附着于近节趾骨的两侧。FDL 远端附着在远端趾骨底部[15-16]（见图 5-55）。

4. 应记住的要点：跖板作为 MTP 关节的主要稳定结构，由发自多个部位的纤维共同构成，诸如 FHL 肌腱、跖间深韧带、籽骨间韧带的远端、足底筋膜以及伸肌腱帽的腱膜纤维。在第 2~5 MTP 关节中，跖板由纤维软骨和 I 型胶原组成[16-17]。

## （二）跖骨间隙

相关解剖如图 5-57 所示。

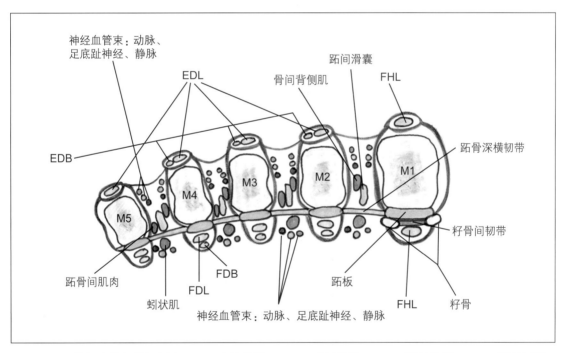

**图 5-57** 跖骨间隙的相关解剖（EDL：趾长伸肌；EDB：趾短伸肌；EHL：蹈长伸肌；FHL：蹈长屈肌；FDB：趾短屈肌；FDL：趾长屈肌；M：跖骨）

1. 患者体位：仰卧位，足中立。
2. 探头/换能器放置位置：将探头横向放置在跖骨头水平以进行足跖侧或背侧检查（图5-58和5-59）。

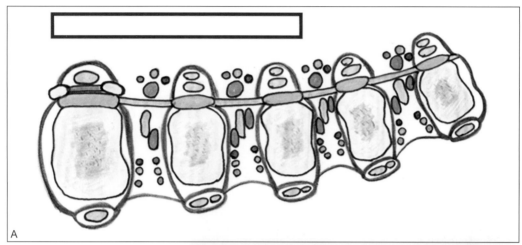

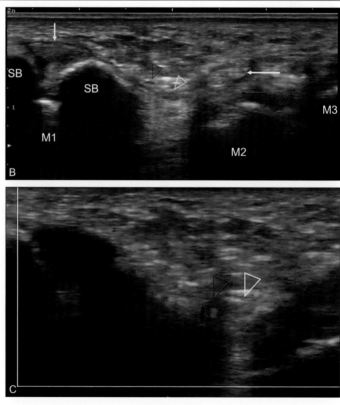

**图5-58**　跖侧跖骨间隙。（A）探头放置位置及相关解剖。（B）跖侧跖骨间隙，显示姆长屈肌（FHL）（黄色箭头所示）、趾短屈肌（白色箭头所示）、趾长屈肌（红色箭头所示）、动脉（红色三角形所示）、趾神经（黄色三角形所示）以及籽骨（SB）（M：跖骨）。（C）彩色多普勒成像，显示动脉（红色三角形所示）和神经（黄色三角形所示）

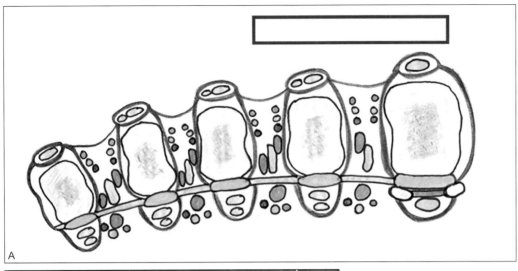

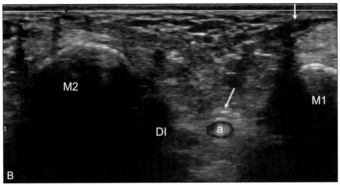

**图 5-59**　足背侧跖骨间隙。( A )探头放置位置及相关解剖。( B )足背侧跖骨间隙，显示趾短伸肌( EDB )( 蓝色箭头所示 )、趾长伸肌( EDL )( 红色箭头所示 )、蹬长伸肌( EHL )( 白色箭头所示 )、趾神经( 黄色箭头所示 )、动脉( 白色 a )以及骨间背侧肌( DI )( M：跖骨 )

3. 相关解剖：背侧的跖骨间隙包含有神经血管束、骨间背侧肌、骨间跖肌和跖间滑囊。在跖侧间隙，神经血管束和蚓状肌占据了跖骨间隙[18]。

4. 应记住的要点：跖间滑囊积液和滑囊炎的表现可类似于 Morton 神经瘤。探查跖骨间隙时可以将探头放置在足背或跖侧，检查者可以用一个手指从跖骨间隙的另一面压向探头。这样做有助于区分液体( 关节囊积液 )和实体肿块( 例如神经瘤 )[19]。

# 参考文献

1. Ng JM, Rosenberg ZS, Bencardino JT, Restrepo-Velez Z, Ciavarra GA, Adler RS. US and MR imaging of the extensor compartment of the ankle. *Radiographics*. 2013; 33(7): 2047-2064.

2. Sconfienza LM, Orlandi D, Lacelli F, Serafini G, Silvestri E. Dynamic high-resolution US of ankle and midfoot ligaments: normal anatomic structure and imaging technique. *Radiographics*. 2015; 35(1): 164-178.

3. Hermans JJ, Beumer A, de Jong TA, Kleinrensink GJ. Anatomy of the distal tibiofibular syndesmosis in adults: a pictorial essay with a multimodality approach. *J Anat*. 2010; 217(6): 633-645.

4. Golano P, Vega J, de Leeuw PA, et al. Anatomy of the ankle ligaments: a pictorial essay. *Knee Surg Sports Traumatol Arthrosc*. 2010; 18(5): 557-569.

5. Bilgili MG, Kaynak G, Botanlioglu H, et al. Peroneus quartus: prevalence and clinical importance. *Arch Orthop Trauma Surg*. 2014; 134(4): 481-487.

6. Ballal MS, Walker CR, Molloy AP. The anatomical footprint of the Achilles tendon: a cadaveric study. *Bone Joint J*. 2014; 96-B(10): 1344-1348.

7. Theobald P, Bydder G, Dent C, Nokes L, Pugh N, Benjamin M. The functional anatomy of Kager's fat pad in relation to retrocalcaneal problems and other hindfoot disorders. *J Anat*. 2006; 208(1): 91-97.

8. Stecco C, Corradin M, Macchi V, et al. Plantar fascia anatomy and its relationship with Achilles tendon and paratenon. *J Anat*. 2013; 223(6): 665-676.

9. Dalmau-Pastor M, Fargues-Polo B Jr, Casanova-Martinez D Jr, Vega J, Golanó P. Anatomy of the triceps surae: a pictorial essay. *Foot Ankle Clin*. 2014; 19(4): 603-635.

10. Olewnik L, Wysiadecki G, Polguj M, Topol M. Anatomic study suggests that the morphology of the plantaris tendon may be related to Achilles tendonitis. *Surg Radiol Anat*. 2017; 39(1): 69-75.

11. Mandl P, Bong D, Balint PV, et al. Sonographic and anatomic description of the subtalar joint. *Ultrasound Med Biol*. 2018; 44(1): 119-123.

12. Hoffman DF, Nazarian LN, Smith J. Enthesopathy of the lateral cord of the plantar fascia. *J Ultrasound Med*. 2014; 33(9): 1711-1716.

13. Moraes do Carmo CC, Fonseca de Almeida Melão LI, Valle de Lemos Weber MF, Trudell D, Resnick D. Anatomical features of plantar aponeurosis: cadaveric study using ultrasonography and magnetic resonance imaging. *Skeletal Radiol*. 2008; 37(10): 929-935.

14. Nery C, Fonseca LF, Gonçalves JP, et al. First MTP joint instability—expanding the concept of "turf-toe" injuries. *Foot Ankle Surg*. 2020; 26(1): 47-53.

15. Nery C, Baumfeld D, Umans H, Yamada AF. MR imaging of the plantar plate: normal anatomy, turf toe, and other injuries. *Magn Reson Imaging Clin N Am*. 2017; 25(1): 127-144.

16. Finney FT, Cata E, Holmes JR, Talusan PG. Anatomy and physiology of the lesser metatarsophalangeal joints. *Foot Ankle Clin*. 2018; 23(1): 1-7.

17. Stone M, Eyler W, Rhodenizer J, van Holsbeeck M. Accuracy of sonography in plantar plate tears in cadavers. *J Ultrasound Med*. 2017; 36(7): 1355-1361.

18. Theumann NH, Pfirrmann CW, Chung CB, et al. Intermetatarsal spaces: analysis with MR bursography, anatomic correlation, and histopathology in cadavers. *Radiology*. 2001; 221(2): 478-484.

19. Bianchi S. Practical US of the forefoot. *J Ultrasound*. 2014; 17(2): 151-164.

# 膝部

Mohini Rawat 著

## 目录

# 一、膝前侧

## （一）髌上区

1. 患者体位：仰卧位，将膝关节屈曲30°，用一个滚轮 / 枕头支撑。
2. 探头 / 换能器放置位置：
   （1）长轴视图 / 纵轴视图：以髌骨作为骨性标志，在长轴视图位置上扫描髌上区（图6-1）。

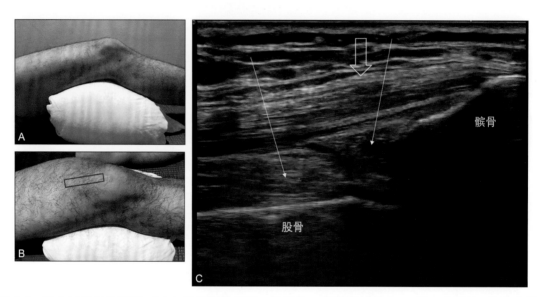

**图 6-1**　髌上区的长轴视图。（A）肢体摆放位置：仰卧位，膝关节屈曲30°，用一个滚轮 / 枕头支撑。（B）探头放置位置。（C）髌上区的长轴视图超声图像，显示股四头肌肌腱（白色大箭头所示）和髌上脂肪垫（白色细箭头所示），后者与股骨前脂肪垫（黄色箭头所示）可通过薄的、低回声的关节囊区分开

   （2）短轴视图 / 横向视图：将探头横向跨越股四头肌肌腱放置，刚好处于股四头肌肌腱附着于髌骨处的近端，以在短轴视图中显示该腱的远端部分（图6-2）。

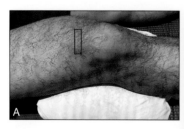

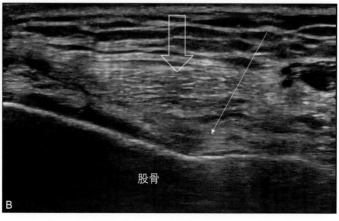

**图 6-2**　髌上区的短轴视图。（A）探头放置位置。（B）髌上区的短轴视图超声图像，显示了位于股骨之上的股四头肌肌腱（白色大箭头所示）和脂肪垫（白色细箭头所示）

3. 相关解剖：从浅到深，超声图像中可见的结构有皮肤、皮下层、附着于髌骨的股四头肌肌腱、股骨前脂肪垫和髌上脂肪垫以及最深部的股骨骨面（图 6-3）。

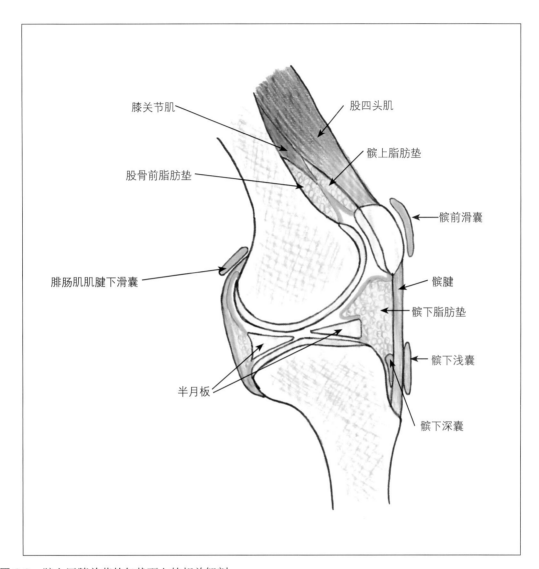

**图 6-3**　髌上区膝关节的矢状面上的相关解剖

膝关节肌
股四头肌
髌上脂肪垫
股骨前脂肪垫
髌前滑囊
腓肠肌肌腱下滑囊
髌腱
髌下脂肪垫
髌下浅囊
半月板
髌下深囊

4. 应记住的要点：膝关节屈曲约 30° 是扫描髌上区解剖结构的最佳位置，能最大限度地减少因肌腱松弛导致的各向异性伪像。

## （二）股四头肌肌腱

1. 患者体位：与扫描髌上区的体位相同；如果肌腱出现各向异性伪像，则增加屈曲角度以解决肌腱松弛的问题。
2. 探头/换能器放置位置：与扫描髌上区时相同。
3. 相关解剖：当在长轴视图位置上扫描时，股四头肌肌腱表现为多层排列。从浅到深共有3层：股直肌肌腱、股内侧/外侧肌肌腱和股中间肌肌腱（图6-4至6-7）。

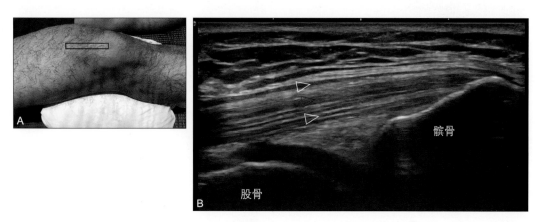

**图6-4**　股四头肌肌腱的长轴视图。（A）探头放置位置。（B）在长轴视图超声图像中，股四头肌肌腱表现为多层排列：股直肌肌腱（白色三角形所示）、股外侧/内侧肌肌腱（红色三角形所示）以及股中间肌肌腱（黄色三角形所示）

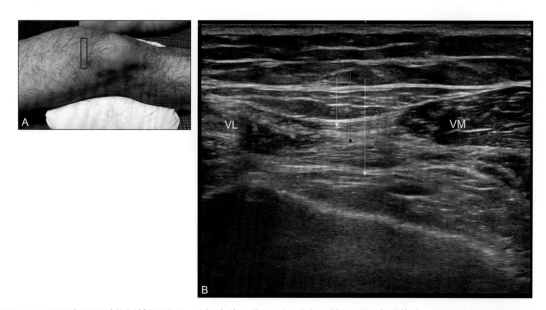

**图6-5**　股四头肌肌腱的短轴视图。（A）探头放置位置。（B）在短轴视图超声图像中，股四头肌肌腱表现为：股直肌肌腱（白色箭头所示）在上，股外侧肌（VL）肌腱和股内侧肌（VM）肌腱在中间（红色箭头所示），股中间肌肌腱（黄色箭头所示）在深层

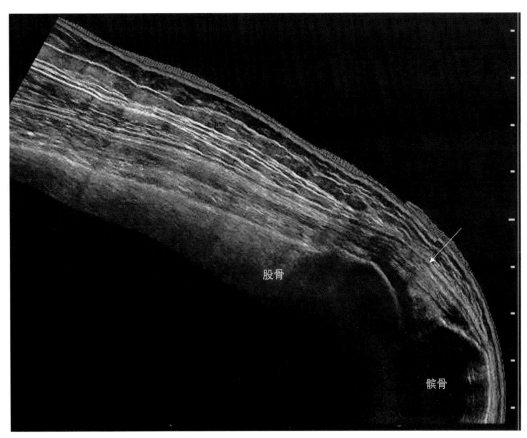

**图 6-6**　股四头肌的长轴视图全景图（白色箭头所示）

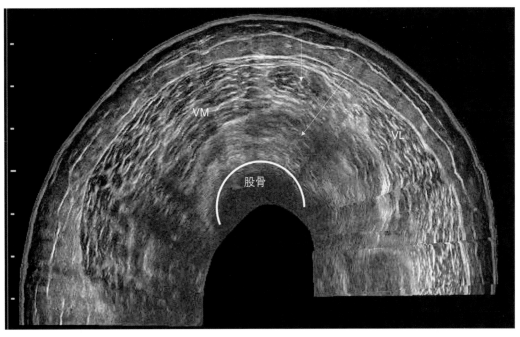

**图 6-7**　股四头肌的短轴视图全景图，显示股直肌（白色箭头所示）、股外侧肌（VL）、股内侧肌（VM；红色箭头所示）和股中间肌（黄色箭头所示）

4. 应记住的要点：由于各向异性伪像，松弛的肌腱可能表现为低回声。扫描肌腱在拉伸的状态下进行非常重要，以便超声波束以 90°正对肌腱获得最佳扫描效果。应避免过度拉伸，因为在新生血管形成的情况下，这样做会使小血管不可见，并且彩色多普勒可能不会显示充血或阳性表现。

## （三）股骨滑车软骨

1. 患者体位：仰卧位，膝关节最大屈曲。
2. 探头 / 换能器放置位置：
   （1）长轴视图 / 纵向视图：以髌骨为骨性标志，在长轴视图位置上将探头沿股四头肌肌腱方向定向（图 6-8）。

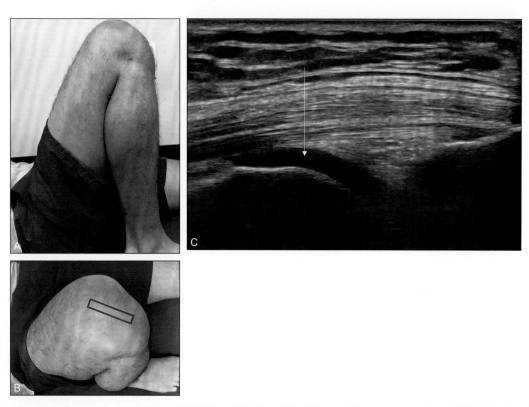

**图 6-8** 股骨滑车软骨。（A）肢体摆放位置：仰卧位，膝关节最大屈曲。（B）探头的长轴视图放置位置。（C）股骨滑车软骨（白色箭头所示）为股骨骨面上方的无回声结构

   （2）短轴视图 / 横向视图：将探头横向放置在髌骨上缘近端的水平，以观察股骨滑车软骨（图 6-9）。
3. 相关解剖：在短轴视图中，股骨滑车软骨显示为一个沿着股骨滑车骨轮廓存在的均匀的无回声区域。通常会在其内侧面发现有尖锐的骨性边缘 / 突起。在长轴视图中也可以看到无回声的股骨滑车软骨。

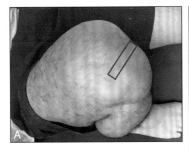
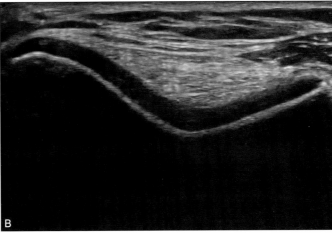

图 6-9　股骨滑车软骨的日出样短轴视图。（A）探头放置位置。（B）股骨滑车软骨的日出样短轴视图超声图像，显示其为股骨骨面上方的无回声结构

4. 应记住的要点：使膝关节最大程度屈曲，使股骨滑车软骨暴露在前方，以便超声显像。如果膝关节屈曲运动范围受限，则股骨滑车软骨视野可能受限。

## （四）髌腱

1. 患者体位：仰卧位，膝关节屈曲 30°。
2. 探头 / 换能器放置位置：
　　（1）长轴视图 / 纵向视图：将探头跨越髌骨和胫骨结节纵向扫描髌腱（图 6-10）。

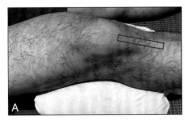
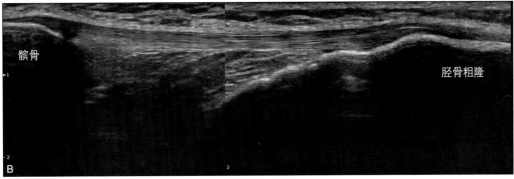

图 6-10　髌腱的长轴视图。（A）探头放置位置。（B）髌腱的长轴视图超声图像

（2）短轴视图 / 横向视图：将探头横跨放置在髌腱上。在短轴视图中，应沿髌腱全长扫
　　描以进行全面评估（图 6-11 ）。

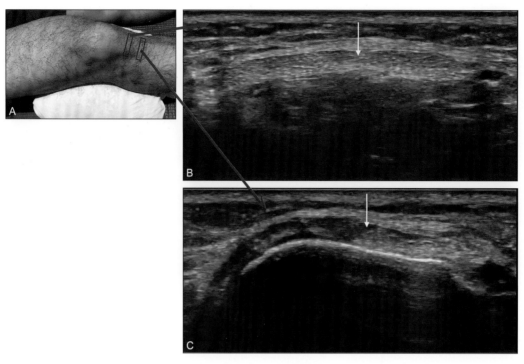

**图 6-11**　髌腱的短轴视图。( A ) 探头放置位置。( B ) 髌腱中段 ( 白色箭头所示 ) 的短轴视图超声图像。
( C ) 位于胫骨上的髌腱远端 ( 白色箭头所示 ) 的短轴视图超声图像

3. 相关解剖：髌骨处有髌腱近端附着点，胫骨结节处有髌腱远端附着点。从浅到深的结构
　　为：皮肤、皮下组织、髌骨处髌腱的近端附着点、胫骨结节处髌腱的远端附着点和脂肪
　　垫 /Hoffa 脂肪垫。

4. 应记住的要点：在长轴视图和短轴视图位置上，扫描髌腱时应从髌腱在髌骨的近端附着
　　点到髌腱在胫骨结节的远端附着点进行扫描（图 6-12 ）。

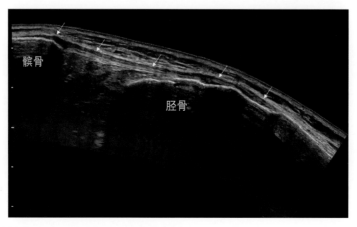

**图 6-12**　髌腱的长轴视图超声图像全景 ( 白色箭头所示 )

## （五）前侧滑囊

1. 患者体位：仰卧位，膝关节轻微屈曲。
2. 探头 / 换能器放置位置：
  （1）长轴视图 / 纵向视图：将探头纵向放置在髌骨上，然后轻压探头，使其在髌腱和胫骨结节上向远端移动（图 6-13）。

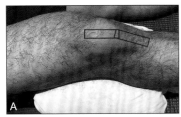

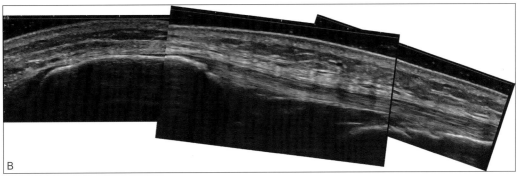

**图 6-13**　前侧滑囊。（A）探头放置位置。（B）膝关节前侧的长轴视图超声图像，轻压探头以评估皮下滑囊

  （2）短轴视图 / 横向视图：短轴视图仅用于确认在长轴视图中发现的异常结构。

3. 相关解剖：膝关节前侧有两个皮下滑囊：髌前滑囊，位于髌骨正前方；髌下浅囊，位于髌腱的远端和胫骨结节的表面。膝关节前侧还有一个深的滑囊，称为髌下深囊，其位置很深，位于髌腱远端和胫骨之间[1]（图 6-14 至 6-16 ）。

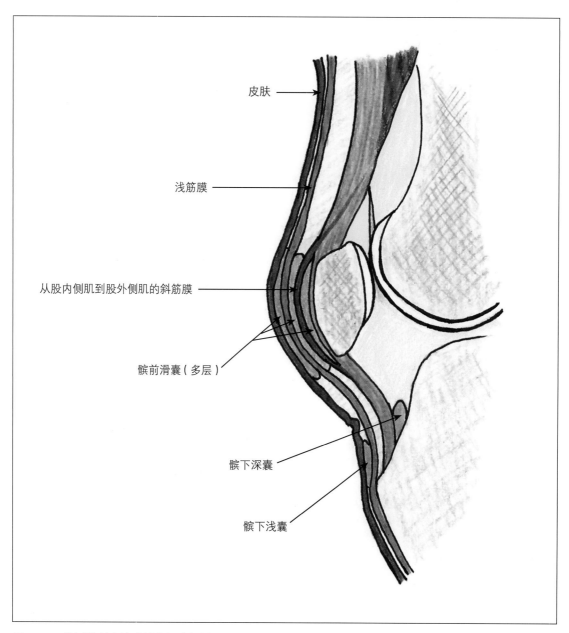

皮肤

浅筋膜

从股内侧肌到股外侧肌的斜筋膜

髌前滑囊（多层）

髌下深囊

髌下浅囊

图 6-14　前侧滑囊和筋膜层的相关解剖

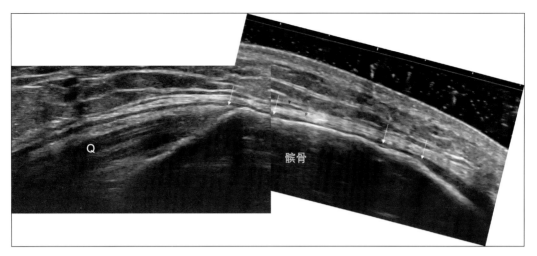

**图 6-15**　股四头肌和髌骨前的筋膜层的长轴视图超声图像，显示了肌腱层（白色箭头所示）、斜筋膜（蓝色箭头所示）和浅筋膜（粉色箭头所示）（Q：股四头肌肌腱）

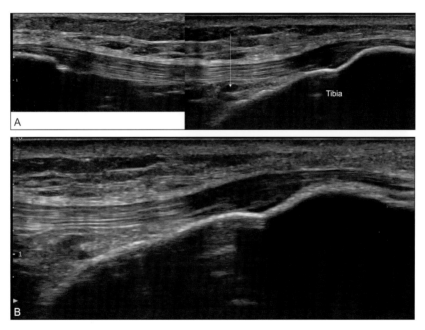

**图 6-16**　（A）显示髌下深囊（白色箭头所示）的长轴视图超声图像。可见液体很少。（B）相同视图：对探头加压会导致之前看到的少量液体消失

4. 应记住的要点：扫描皮下滑囊需要用大量耦合剂并尽量轻压换能器，因为增加的压力会迫使液体从探头下的组织中流走，因此可能会无法看到滑囊液。在正常状况下，这些滑囊是看不见的。

可能存在二分髌骨或三分髌骨的解剖变异，它们是由于髌骨表面连续性异常，可能会与骨折或骨裂混淆。这种解剖变异是由髌骨的副骨化中心的骨不连引起的。通过详细的病史采集、临床相关性检查以及在某些情况下的 X 线片随访可以避免误诊。

不应将 Hoffa 脂肪垫与髌下深囊积液混淆，因为远端髌腱和胫骨之间的 Hoffa 脂肪垫有时会表现为低回声。任何异常信号都应在短轴视图中确认。当出现髌下深囊积液时，其会伴有后方强化伪影。

## （六）髌内侧支持带和髌外侧支持带

1. 患者体位：仰卧位，膝关节伸直并放在桌子上。
2. 探头/换能器放置位置：将探头沿着跨越髌骨和股骨内侧髁的髌内侧支持带放置（图 6-17）。扫描髌外侧支持带时，将探头沿着跨越髌骨和股骨外侧髁的髌外侧支持带放置（图 6-18）。

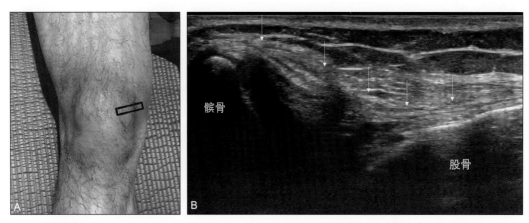

**图 6-17** 髌内侧支持带。（A）探头放置位置。（B）作为双层结构的髌内侧支持带（白色箭头所示）的超声图像

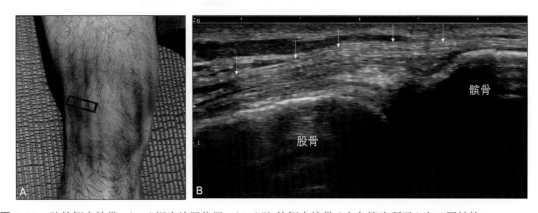

**图 6-18** 髌外侧支持带。（A）探头放置位置。（B）髌外侧支持带（白色箭头所示）为双层结构

3. 相关解剖：髌骨支持带显示为双层结构，可以横向上稳定髌骨（图 6-19）。膝关节伸展时，通过从外侧边缘向内侧推动髌骨，可以看到髌骨内侧关节面。髌内侧支持带比髌外侧支持带长且松弛，通过从髌骨外侧边缘向内侧推动髌骨，可以看到髌内侧关节面（图 6-20）。髌骨外侧关节面不能通过侧推内侧边缘来显示。

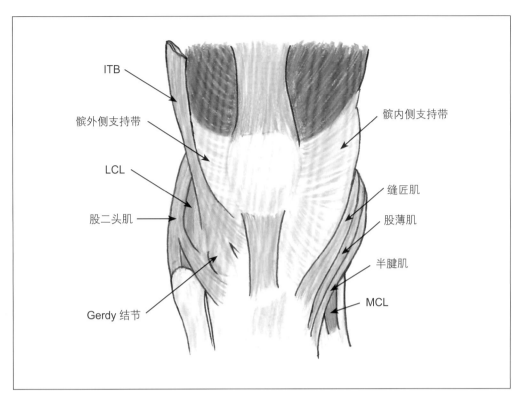

图 6-19　髌骨支持带的相关解剖（ITB：髂胫束；LCL：外侧副韧带；MCL：内侧副韧带）

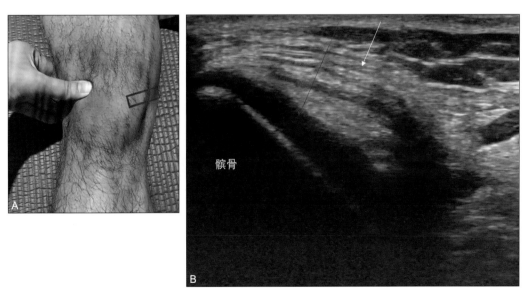

图 6-20　髌骨内侧关节面。（A）探头的最初放置位置类似于髌内侧支持带扫描时。向内侧推动髌骨后，将探头固定在髌骨下，以便超声光束指向髌骨内侧关节面。（B）有软骨内衬的髌骨内侧关节面（红色箭头所示）和覆盖其上的支持带（白色箭头所示）

4. 应记住的要点：当探头沿着髌支持带的走行方向放置时，将探头沿纤维走行方向放置，而不要沿短轴 / 横向放置。

## 二、膝内侧

### （一）内侧关节和半月板

1. 患者体位：仰卧位，腿向外旋转，膝关节弯曲约 30 度，在膝关节外侧垫一个枕头或滚轴，以得到轻微的外翻应力。
2. 探头 / 换能器放置位置：为得到内侧关节间隙的长轴视图，将探头跨越股骨和胫骨纵向放置（图 6-21）。

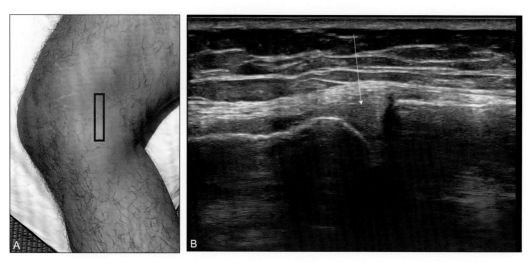

**图 6-21** 内侧半月板。（A）探头放置位置。（B）内侧半月板（白色箭头所示）显示为三角形高回声结构

3. 相关解剖：在内侧关节间隙的内侧半月板表现为高回声的三角形结构（图 6-22 ）。

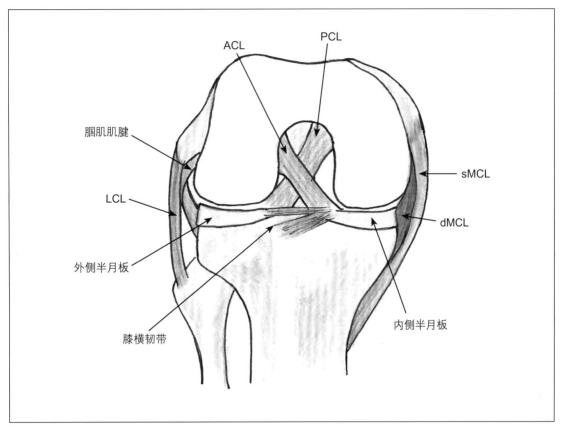

**图 6-22** 关节内侧的相关解剖（ACL：前交叉韧带；dMCL：内侧副韧带深层；PCL：后交叉韧带；sMCL：内侧副韧带浅层）

4. 应记住的要点：内侧半月板的超声图像可提供的信息有限，因此无法评估半月板的病变程度。当疑似有半月板病变时，最好应用其他成像检查，例如磁共振成像（MRI）。

## （二）内侧副韧带、后斜韧带、大收肌肌腱和内侧髌股韧带

1. 患者体位：仰卧位，腿向外旋转，膝关节弯曲约 30 度，在膝关节外侧垫一个枕头或滚轴，以得到轻微的外翻应力。
2. 探头 / 换能器放置位置：将探头沿内侧副韧带（medial collateral ligament, MCL）以长轴方向放置（图 6-23 和 6-24）。

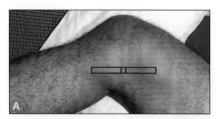

图 6-23　内侧副韧带（MCL）。（A）探头放置位置。（B）MCL（白色箭头所示）的长轴视图超声图像

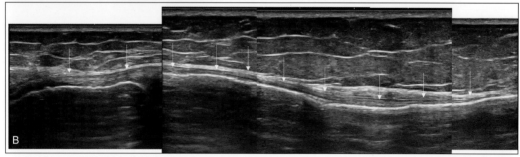

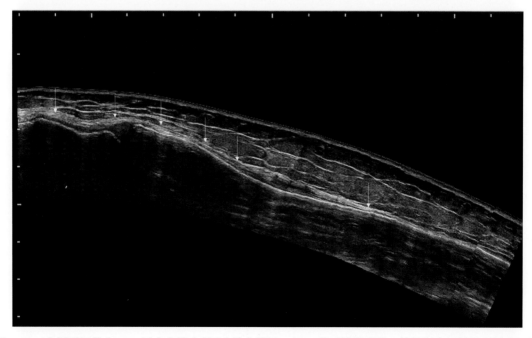

图 6-24　内侧副韧带（MCL）（白色箭头所示）的全景图。MCL 的远端较暗的区域是斜向短轴视图超声图像中的鹅足肌腱（红色箭头所示）

3. 相关解剖：MCL 是一个由 MCL 深层（deep MCL，dMCL）和 MCL 浅层（superficial MCL，sMCL）组成的双层结构（见图 6-22）。dMCL 可分为半月板股骨韧带和半月板胫骨韧带。dMCL 与内侧半月板融合。sMCL 附着于股骨的区域距内侧关节线约 3 cm，附着于胫骨的区域距内侧关节线约 6.3 cm。dMCL 附着于股骨的区域距关节线约 2 cm，附着于胫骨的区域距关节线约 0.7 cm。后斜韧带（posterior oblique ligament，POL）附着在股骨的区域在 sMCL 附着在股骨区域的正后方[2-3]（图 6-25 至 6-27）。

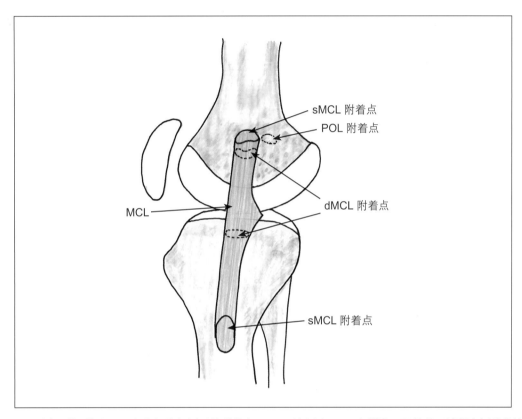

**图 6-25** 内侧副韧带（MCL）的相关解剖及其附着点。MCL 浅层（sMCL）附着于股骨的区域距内侧关节线约 3 cm，附着于胫骨的区域距内侧关节线约 6.3 cm。MCL 深层（dMCL）附着于股骨的区域距关节线约 2 cm，附着于胫骨的区域距关节线约 0.7 cm[2-3]。后斜韧带（POL）附着在股骨的区域在 sMCL 附着在股骨区域的正后方

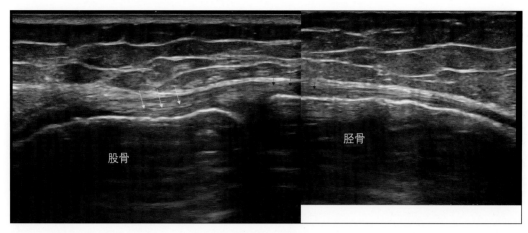

**图 6-26** 内侧副韧带深层（dMCL）的半月板股骨部分（黄色箭头所示）和半月板胫骨部分（红色箭头所示）

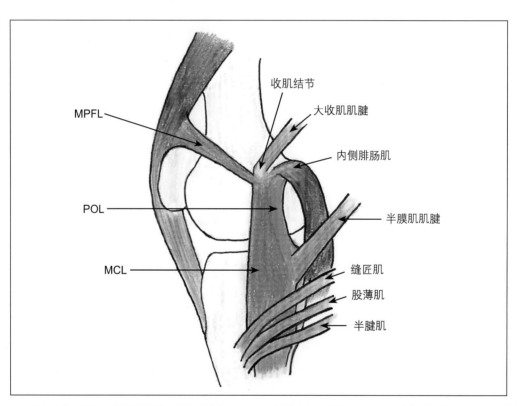

**图 6-27** 膝关节内侧韧带和肌腱的相关解剖（MPFL：内侧髌股韧带；MCL：内侧副韧带；POL：后斜韧带）

4. 应记住的要点：MCL 在关节层面较宽，且 sMCL 的后部与内侧半月板融合 [2]。MCL 在膝关节屈曲 30° 时是绷紧的，而 POL 在伸膝时是绷紧的。POL、大收肌肌腱和内侧髌股韧带（MPFL）可以在内侧进行扫描 [2]（图 6-28 至 6-31）。

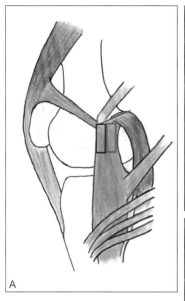

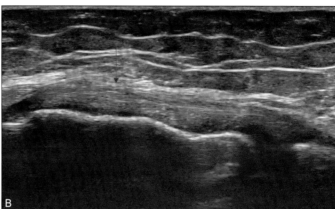

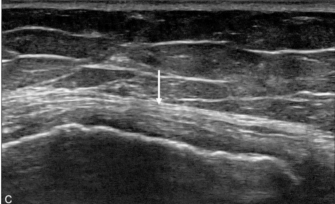

图 6-28　后斜韧带（POL）。（A）相关解剖以及探头放置位置。（B）内侧副韧带（MCL）的近端（红色小箭头所示）。（C）POL（白色箭头所示）

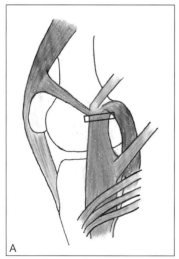

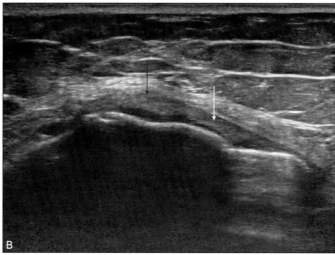

图 6-29　内侧副韧带（MCL）和后斜韧带（POL）的短轴视图。（A）相关解剖以及探头放置位置。（B）近端 MCL（红色箭头所示）和 POL（白色箭头所示）

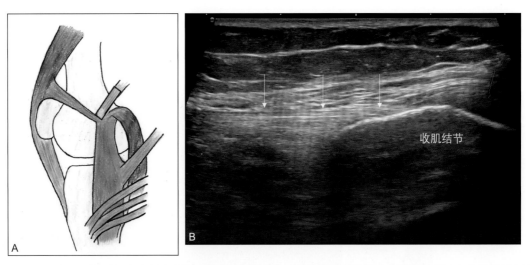

**图 6-30** 大收肌肌腱。（A）相关解剖以及探头放置位置。（B）大收肌肌腱（白色箭头所示）的长轴视图超声图像，大收肌肌腱附着于内收肌结节，同时还显示了内侧副韧带（MCL）（红色箭头所示）的斜向视图

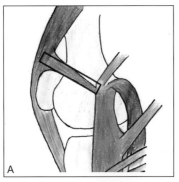

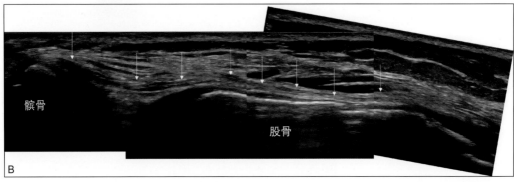

**图 6-31** 内侧髌股韧带（MPFL）。（A）相关解剖以及探头放置位置。（B）内侧髌股韧带（MPFL）（白色箭头所示）的长轴视图超声图像

（三）鹅足肌腱

1. 患者体位：与扫描 MCL 的体位相同。

2. 探头 / 换能器放置位置：将探头沿 MCL 以长轴方向放置，扫描至 MCL 远端附着于胫骨之前的部分。可以看到横跨 MCL 上的三个弥漫性低回声结构。通过倾斜探头，这些肌腱的回声结构从低回声变为高回声，这是由于各向异性所致（图 6-32）。

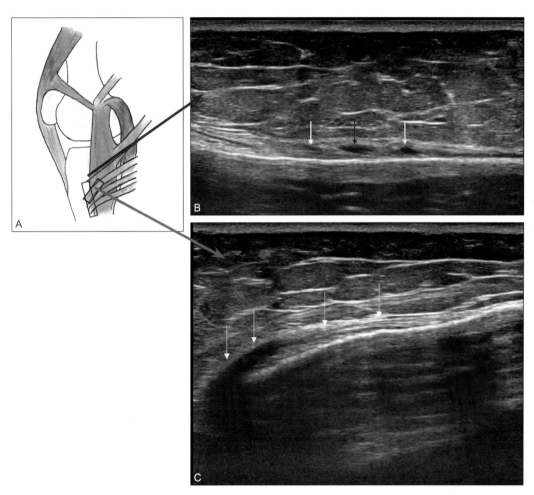

图 6-32　鹅足肌腱。（A）相关解剖以及探头放置位置。（B）鹅足肌腱的短轴视图超声图像，显示了缝匠肌（白色箭头所示）、股薄肌（红色小箭头所示）和半腱肌（黄色箭头所示）。（C）鹅足肌腱（白色箭头所示）的长轴视图超声图像

3. 相关解剖：鹅足肌腱从上到下的排列为缝匠肌、股薄肌和半腱肌。鹅足腱滑囊位于 MCL 和鹅足肌腱之间（见图 6-27）。

4. 应记住的要点：在靠近其远端的附着点时，鹅足肌腱是薄而扁平的结构，因此，在超声图像中区分这些肌腱主要是靠它们的相对位置。

# 三、膝外侧

## （一）外侧关节和半月板

1. 患者体位：膝关节弯曲 30°，在膝关节之间垫一个枕头，以获得一些内翻应力。
2. 探头 / 换能器放置位置：将探头沿膝关节外侧以长轴方向放置（图 6-33）。

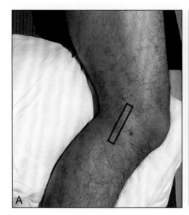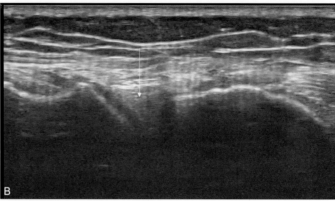

图 6-33　外侧半月板。（A）探头放置位置。（B）外侧半月板（白色箭头所示）显示为高回声三角形结构

3. 相关解剖：外侧半月板在外侧关节间隙显示为高回声的三角形结构。
4. 应记住的要点：为显示外侧半月板，可能需要增加增益或亮度。

## （二）腘肌肌腱

1. 患者体位：与外侧膝关节的体位相同。
2. 探头 / 换能器放置位置：将探头沿膝关节的外侧以长轴方向放置，注意观察股骨处，以显示腘肌肌腱所在的间沟。在这个视窗中，腘肌肌腱以斜向短轴显示。将探头旋转到腘肌肌腱恰好最短的位置，然后将探头旋转到腘肌肌腱最长的位置，以获得其长轴视图（图 6-34）。
3. 相关解剖：腘肌起自比目鱼肌线以上的胫骨近端的后内侧。它是一个薄而平的三角形肌肉，构成了腘窝底部的一部分。它继续向上外侧走行，形成一个位于关节囊的膝外侧的肌腱。腘肌肌腱附着在股骨外侧髁外侧的凹陷处。腘肌肌腱从外侧副韧带（lateral collateral ligament, LCL）和股二头肌肌腱下方穿行，其止点位于 LCL 近端附着点的前下方。腘肌滑囊位于膝关节后部和腘肌之间，是膝关节滑膜的关节外延伸。腘肌滑囊从腘窝裂孔延伸到腘肌肌腱的近端。腘肌的其他韧带附着包括腘腓韧带（popliteofibular ligament, PFL）以及腘肌与外侧半月板后角之间的韧带[4-5]（图 6-35）。

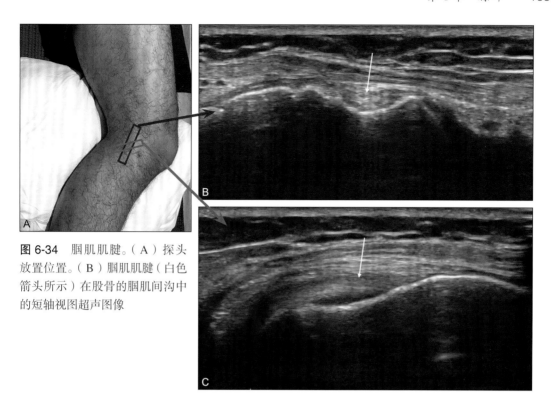

**图 6-34**　腘肌肌腱。（A）探头放置位置。（B）腘肌肌腱（白色箭头所示）在股骨的腘肌间沟中的短轴视图超声图像

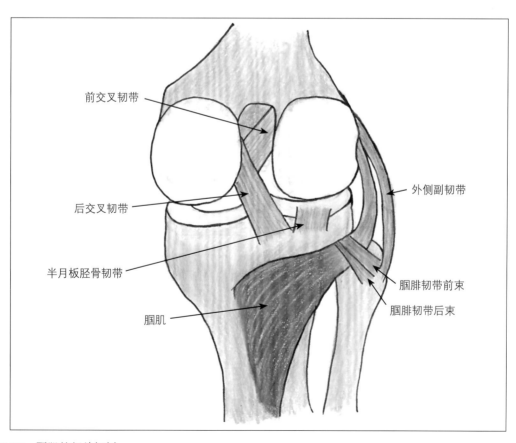

前交叉韧带

后交叉韧带

半月板胫骨韧带

腘肌

外侧副韧带

腘腓韧带前束

腘腓韧带后束

**图 6-35**　腘肌的相关解剖

4. 应记住的要点：腘肌肌腱位于关节囊内，但位于关节外和滑膜外。在下坡步行或跑步等活动中对腘肌反复施加压力可导致肌腱病或腱鞘炎[4]。

## （三）外侧副韧带

1. 患者体位：膝关节弯曲30°，在膝关节之间垫一个枕头以获得一些内翻应力。
2. 探头／换能器放置位置：将探头沿膝关节外侧以长轴方向放置，以显示三个骨性标志，从远到近，分别为腓骨、胫骨和股骨。外侧副韧带（LCL）从腓骨近端的远端附着点到股骨外侧髁的近端附着点均可见（图6-36）。

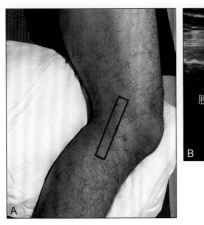
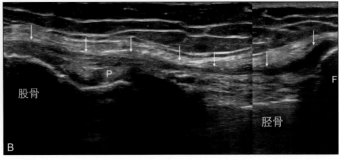

**图6-36** 外侧副韧带（LCL）。（A）探头沿膝关节外侧以长轴方向放置，以显示三个骨性标志，从远到近分别为腓骨、胫骨和股骨。（B）LCL（白色箭头所示）（F：腓骨；P：腘肌肌腱）

3. 相关解剖：LCL 附着在股骨外侧髁上，在腓肠肌附着点外侧头的前方，在腘肌肌腱附着点的后上方。在近端腓骨上，有 LCL 和股二头肌肌腱的联合附着[6]（图 6-37 和 6-38 ）。

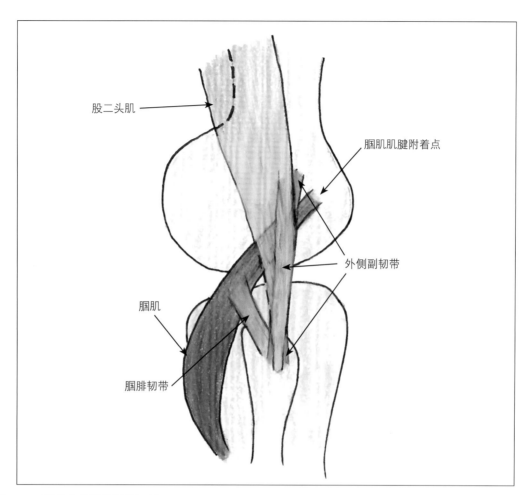

**图 6-37**　膝关节外侧的相关解剖

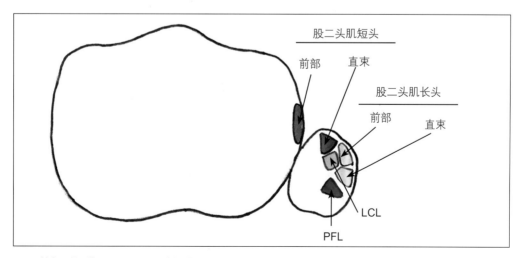

**图 6-38**　外侧副韧带（LCL）、腘腓韧带（PFL）和股二头肌（BF）在腓骨近端的附着点

4. 应记住的要点：由于走行角度原因，LCL 可能在靠近其远端和近端的部分出现各向异性伪像。

## （四）髂胫束

1. 患者体位：仰卧位或侧卧位。
2. 探头 / 换能器放置位置：将探头放置在膝关节外侧，以 Gerdy 结节为骨性标志，使探头沿髂胫束放置（图 6-39 至 6-41）。

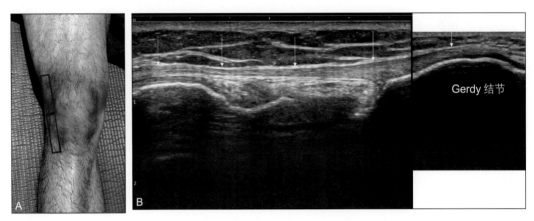

图 6-39　髂胫束。（A）探头放置位置。（B）髂胫束（白色箭头所示）附着于 Gerdy 结节的长轴视图超声图像

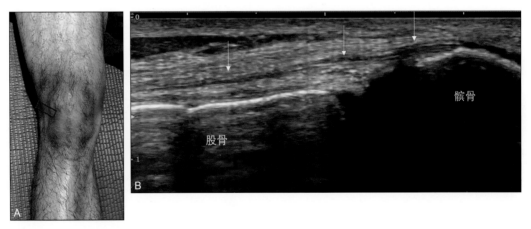

图 6-40　髂胫束的髌骨附着点。（A）探头放置位置。（B）髂胫束（白色箭头所示）附着于髌骨的长轴视图超声图像

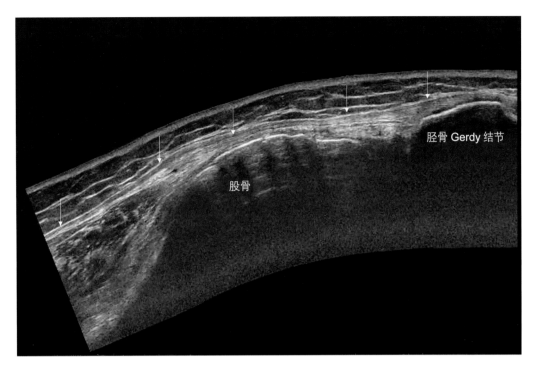

图 6-41　髂胫束（白色箭头所示）附着于 Gerdy 结节的全景图

3. 相关解剖：髂胫束远端附着于胫骨前外侧的 Gerdy 结节。髂胫束在近端分为浅层和深层，将阔筋膜张肌锚定在髂嵴上，并接收臀大肌肌腱的大部分。髂胫束是一种致密的纤维结缔组织，从髂嵴沿大腿外侧下行到大腿外侧的 Gerdy 结节，越过股骨髁，在此由纤维束固定，后者与一层脂肪合并，该脂肪层有丰富的神经支配和血管供应[7]。髂胫束在胫骨 Gerdy 结节和髌骨上有两个明显的附着点。髂胫束是一个重要的力学稳定结构。

4. 应记住的要点：Gerdy 结节在超声显示髂胫束中是一个重要定位标志。从前到后可以看到三个重要的骨性标志：胫骨结节、Gerdy 结节和腓骨头。

## （五）股二头肌肌腱

1. 患者体位：俯卧位或侧卧位。
2. 探头 / 换能器放置位置：将探头沿股二头肌肌腱远端在腓骨头的附着处以长轴方向放置，由远端向近端扫描股二头肌肌腱以观察其全长。通过旋转探头使其横向跨越股二头肌肌腱可以获得其短轴视图（图 6-42）。

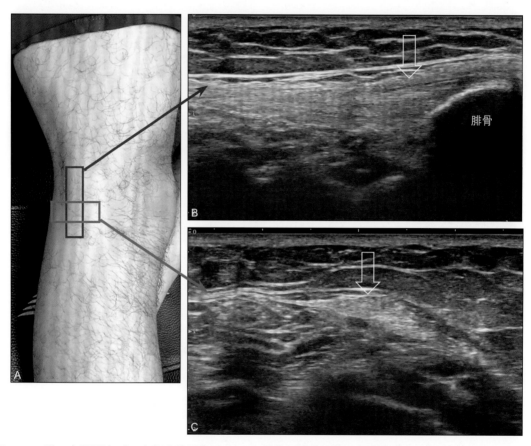

图 6-42　股二头肌肌腱。（A）探头放置位置。（B）附着于腓骨的股二头肌肌腱（白色箭头所示）的长轴视图超声图像。（C）紧邻腓骨近端的股二头肌肌腱（白色箭头所示）的短轴视图超声图像

3. 相关解剖：股二头肌有两个头：①长头，起自坐骨结节内侧；②短头，起自股骨嵴粗隆线外侧缘、股骨髁上线近端 2/3 处和外侧肌间隔。在远端，股二头肌肌腱附着于腓骨头、小腿筋膜和胫骨近端[5,8]。
4. 应记住的要点：股二头肌的长头由坐骨神经的胫神经部分支配，短头由坐骨神经的腓总神经部分支配。在腓总神经病变时，可能会有股二头肌短头的选择性萎缩。

## （六）腓总神经

1. 患者体位：俯卧位或侧卧位。
2. 探头 / 换能器放置位置：将探头横向放置在腓骨头后侧的腓总神经处。识别腓总神经后，旋转探头即可获得其长轴视图（图 6-43）。

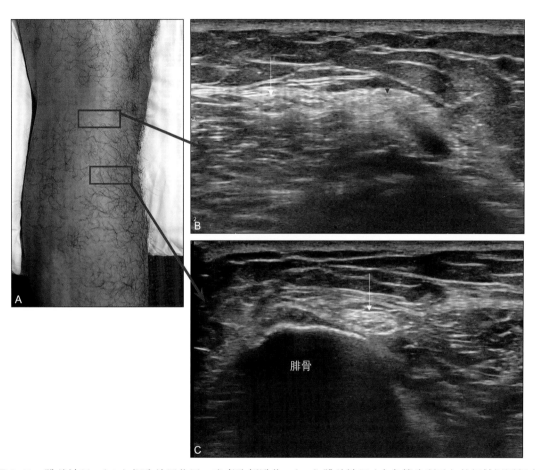

图 6-43 腓总神经。（A）探头放置位置。患者取侧卧位。（B）腓总神经（白色箭头所示）的短轴视图超声图像，同时显示了股二头肌肌腱（小红色箭头所示）。（C）腓骨颈平面处的腓总神经（白色箭头所示）的短轴视图超声图像

3. 相关解剖：腓骨头后侧的腓总神经有皮肤和皮下组织覆盖。当腓总神经沿着腓骨颈向前侧穿行时，它有腓骨长肌（腓管）覆盖。然后腓总神经分为浅支和深支[9]。
4. 应记住的要点：腓总神经在筋膜平面之间走行时表现为高回声的扁平椭圆形结构。腓总神经的视图可以通过在膝关节后侧由远端向近端扫描看看是否与胫侧对应的神经融合成坐骨神经来确认。

# 四、膝后侧

## （一）关节解剖

1. 患者体位：俯卧位。
2. 探头 / 换能器放置位置：
   （1）短轴视图 / 横向视图：将探头横向放置在腘窝上，以检查关节和关节上的其他软组织结构，诸如肌腱、肌肉、神经和血管（图 6-44）。

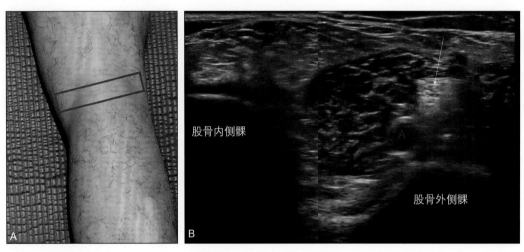

**图 6-44**　膝后侧的短轴视图。（A）探头放置位置。（B）膝后侧的短轴视图超声图像，显示了胫神经（黄色箭头所示）和腘动脉（红色 A）

（2）长轴视图/纵向视图：将探头沿肢体长轴方向放置在膝关节的后侧。从内侧向外侧
　　移动探头，从股骨内髁到股骨外髁扫描整个膝后侧（图 6-45 和 6-46）。

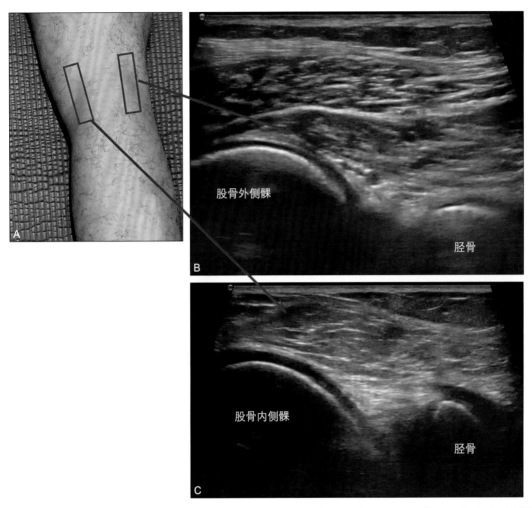

**图 6-45**　膝后侧的长轴视图。（A）探头放置位置。（B）膝后外侧的长轴视图超声图像。（C）膝后内侧的长
轴视图超声图像

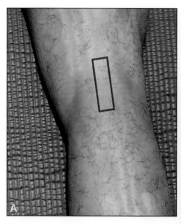
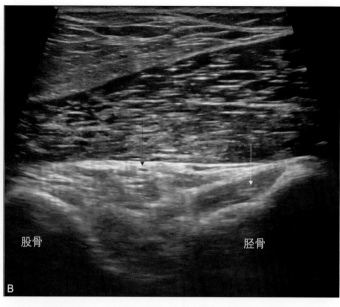

**图 6-46**　膝后侧中线的长轴视图。（A）探头放置位置。（B）膝后侧中线的长轴视图超声图像，显示了后交叉韧带（PCL）（白色箭头所示）和关节囊（红色箭头所示）

3. 相关解剖：在膝后侧中线，可以看见关节囊和少部分后交叉韧带（posterior cruciate ligament, PCL）。在膝后的外侧或内侧，可以显示股骨髁和相应的胫骨关节界面以及一些半月板。

4. 应记住的要点：磁共振成像（MRI）是交叉韧带成像的最佳选择，超声成像不能提供前交叉韧带（anterior cruciate ligament, ACL）或 PCL 的病理特征大量信息。ACL 撕裂的间接征象有：股骨髁间窝征、PCL 波浪征或关节囊突出 [1]。

## （二）半膜肌肌肉 - 肌腱复合体

1. 患者体位：俯卧位。
2. 探头 / 换能器放置位置：将探头横向放置在膝关节后内侧股骨内髁水平（图 6-47）。在短轴视图位置上将探头旋转 90° 以变为长轴视图，以观察半膜肌直接附着于胫骨上的肌腱（图 6-48）。

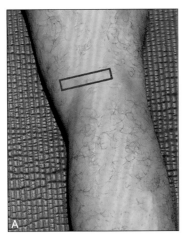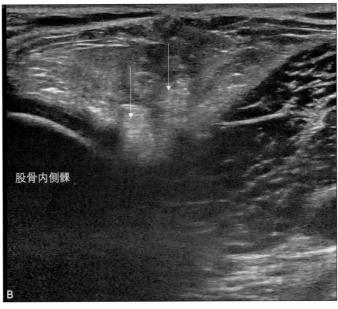

**图 6-47**　半膜肌肌腱的短轴视图。（A）探头放置位置。（B）半膜肌肌腱（白色箭头所示）的短轴视图超声图像，也显示了半腱肌肌腱（黄色箭头所示）

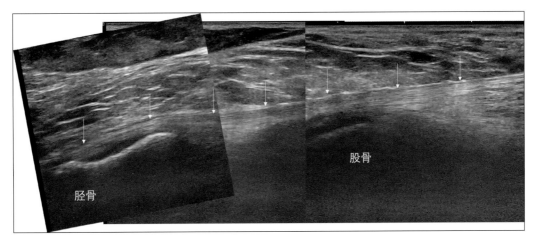

**图 6-48**　直接附着于胫骨的半膜肌肌腱（白色箭头所示）的长轴视图超声图像

3. 相关解剖：远端的半膜肌肌肉 - 肌腱单元是通过多重腱性延伸方式加强膝后侧的。这些远端延伸包括腘斜延伸、前延伸和下延伸（肌腱本身）。腘斜延伸最靠近肢体近端，后者与后关节囊融合成腘斜韧带。前延伸向内侧半月板和 MCL 发出纤维。下延伸向腘肌筋膜发出纤维并附着于胫骨内侧髁的后下侧（肌腱本身；图 6-49 至 6-51 ）[11]。

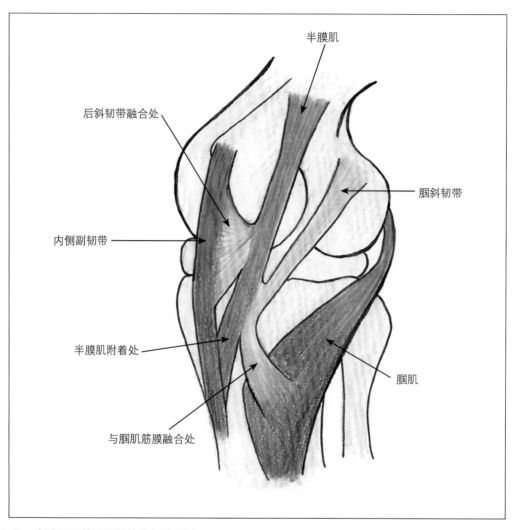

图 6-49　半膜肌及其腱性延伸的相关解剖

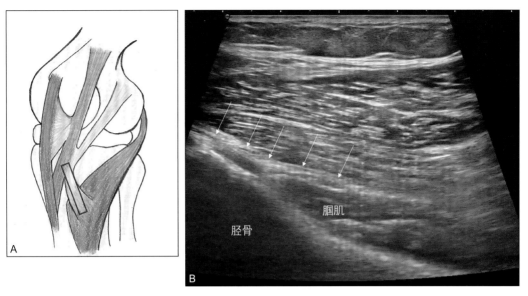

**图 6-50**　半膜肌肌腱延伸至腘肌筋膜。（A）相关解剖以及探头放置位置。（B）腱性延伸（白色箭头所示）至腘肌筋膜

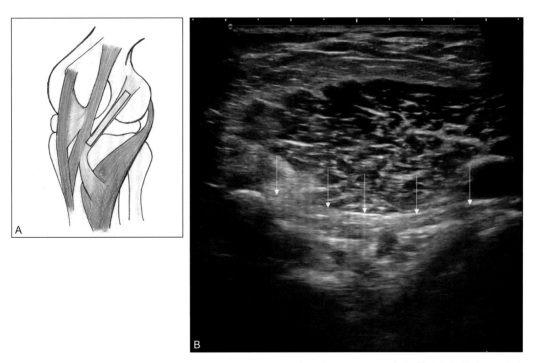

**图 6-51**　半膜肌的腘斜韧带延伸。（A）相关解剖以及探头放置位置。（B）腘斜韧带（白色箭头所示）与后侧关节囊融合

4. 应记住的要点：半膜肌是一个为膝关节后内侧提供稳定性的重要结构。当存在 Baker 囊肿时，可在半膜肌肌腱和内侧腓肠肌之间看到 Baker 囊肿的颈部 / 柄部。Baker 囊肿实质上是半膜肌和内侧腓肠肌肌腱的一种囊腔积液。

## （三）胫神经和血管

1. 患者体位：俯卧位。
2. 探头 / 换能器放置位置：将探头横向放置在膝后侧，以获得胫神经的短轴视图。从近端向远端移动探头，以显示坐骨神经分为胫神经和腓总神经相应部分的分支处。一旦确认胫神经，就可以向腿远端扫描（图 6-52）。

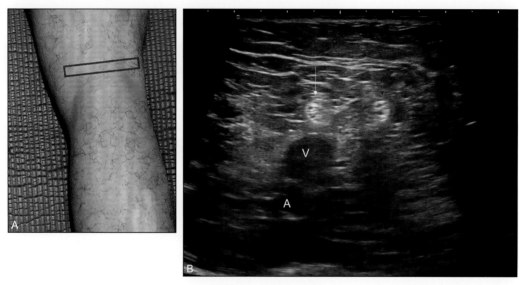

图 6-52 胫神经。（A）探头放置位置。（B）胫神经（白色箭头所示）、腓总神经（红色箭头所示）、静脉（V）和动脉（白色 A）

3. 相关解剖：胫神经从坐骨神经主干分出后，从腘窝直接向下进入腓肠肌深方。

4. 应记住的要点：神经发出分支的方式可能不同；因此，在短轴视图中建议从近端到远端来显示坐骨神经分为胫神经和腓总神经的分支处（图 6-53 ）。

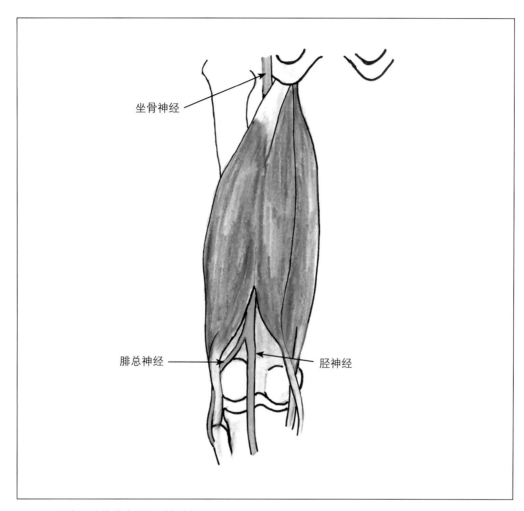

**图 6-53**　坐骨神经及其分支的相关解剖

# 参考文献

1.  Flores DV, Mejia Gomez C, Pathria MN. Layered approach to the anterior knee: normal anatomy and disorders associated with anterior knee pain. *Radiographics*. 2018; 38(7): 2069-2101.

2.  Liu F, Yue B, Gadikota HR, et al. Morphology of the medial collateral ligament of the knee. *J Orthop Surg Res*. 2010; 5: 69.

3.  Saigo T, Tajima G, Kikuchi S, et al. Morphology of the insertions of the superficial medial collateral ligament and posterior oblique ligament using 3-dimensional computed tomography: a cadaveric study. *Arthroscopy*. 2017; 33(2): 400-407.

4.  Jadhav SP, More SR, Riascos RF, Lemos DF, Swischuk LE. Comprehensive review of the anatomy, function, and imaging of the popliteus and associated pathologic conditions. *Radiographics*. 2014; 34(2): 496-513.

5.  Rosas HG. Unraveling the posterolateral corner of the knee. *Radiographics*. 2016; 36(6): 1776-1791.

6.  Chahla J, Moatshe G, Dean CS, LaPrade RF. Posterolateral corner of the knee: current concepts. *Arch Bone Jt Surg*. 2016; 4(2): 97-103.

7.  Fairclough J, Hayashi K, Toumi H, et al. The functional anatomy of the iliotibial band during flexion and extensionof the knee: implications for understanding iliotibial band syndrome. *J Anat*. 2006; 208(3): 309-316.

8.  Tubbs RS, Caycedo FJ, Oakes WJ, Salter EG. Descriptive anatomy of the insertion of the biceps femoris muscle. *Clin Anat*. 2006; 19(6): 517-521.

9.  Van den Bergh FR, Vanhoenacker FM, De Smet E, Huysse W, Verstraete KL. Peroneal nerve: normal anatomy and pathologic findings on routine MRI of the knee. *Insights Imaging*. 2013; 4(3): 287-299.

10. Mautner K, Sussman WI, Nanos K, Blazuk J, Brigham C, Sarros E. Validity of indirect ultrasound findings in acute anterior cruciate ligament ruptures. *J Ultrasound Med*. 2019; 38(7): 1685-1692.

11. Benninger B, Delamarter T. Distal semimembranosus muscle-tendon-unit review: morphology, accurate terminology, and clinical relevance. *Folia Morphologica*. 2013; 72(1): 1-9.

# 髋部

Mohini Rawat 著

## 目录

# 一、髋前侧

## （一）关节解剖

1. 患者体位：仰卧位，髋关节伸展并轻微外展。
2. 探头 / 换能器放置位置：将探头在大腿前侧大转子水平沿股骨长轴方向放置（但不要放置在大转子的外侧），然后将探头向内侧旋转至中线并向近端移动，以获得髋关节的长轴视图（图 7-1 至 7-3）。

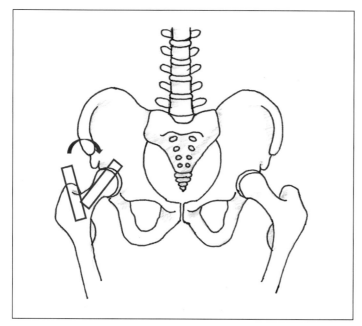

图 7-1 髋关节长轴视图的探头放置位置

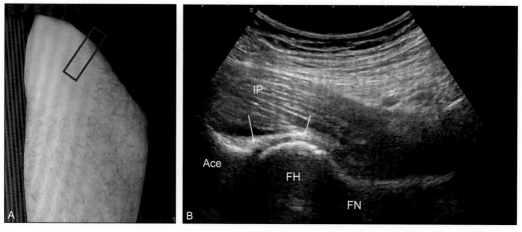

图 7-2 髋关节的长轴视图。（A）探头放置位置。（B）髋关节的长轴视图超声图像，显示了髋臼（Ace）、股骨头（FH）、股骨颈（FN）、髂腰肌肌肉 - 肌腱复合体（IP）、高回声的盂唇（白色箭头所示）和高回声的关节囊 - 韧带层（黄色箭头所示）

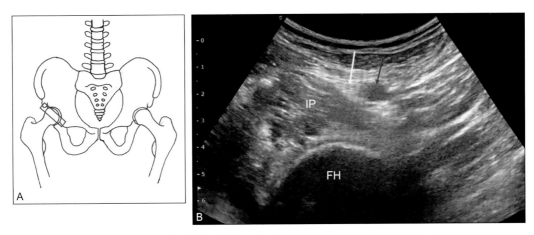

**图 7-3** 髋关节的短轴视图。( A ) 探头放置位置。( B ) 髋关节的短轴视图超声图像,显示了股骨头( FH )、髂腰肌肌肉 - 肌腱复合体( IP )、高回声的股神经( 黄色箭头所示 )和无回声的股动脉( 红色箭头所示 )

3. 相关解剖:髋臼、盂唇、股骨头和股骨颈可显示[1]。关节囊 - 韧带结构伴行于股骨头和股骨颈的骨性轮廓表面[2]。

4. 应记住的要点:超声图像可以用来评估髋关节有无积液过多、关节囊增厚、滑膜增生、盂唇病变( 视野有限 )、游离体或骨质不规则或破坏,或可以用来检查覆盖在髋关节上的软组织结构,例如髂腰肌滑囊和髂腰肌肌肉 - 肌腱复合体。髋关节撞击综合征疑似与髋关节前侧以下的变化有关:存在非球形的头 - 颈交界部(凸轮畸形),股骨颈局部骨突起,或股骨头 - 颈交界处腰部缺失或凸起[3]( 图 7-4 )。

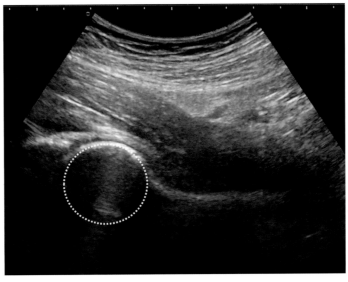

**图 7-4** 股骨头通常是球形的。髋关节撞击综合征疑似与髋关节前侧的以下变化有关:存在非球形头 - 颈交界部(凸轮畸形),股骨颈局部骨突起,或股骨头 - 颈交界处腰部缺失或凸起

## （二）髂腰肌肌腱

1. 患者体位：仰卧位，髋关节屈曲、外展和外旋（flexion, abduction, and external rotation, FABER），将患者要检查一侧的腿放置在对侧腿的髌骨上[4]。
2. 探头/换能器放置位置：首先将探头沿股骨头的长轴方向放置，以识别覆盖在髋关节上的髂腰肌肌腱，然后顺着髂腰肌肌腱找到其在小转子处的附着位置（图7-5和7-6）。

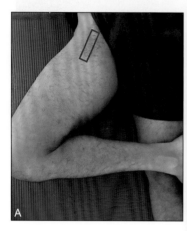
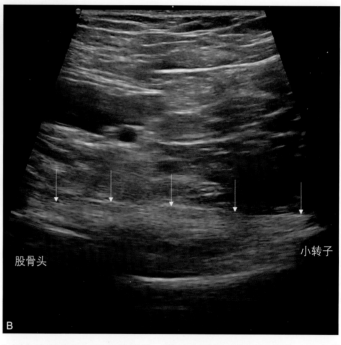

**图 7-5**　髂腰肌肌腱的长轴视图。（A）探头放置位置：患者仰卧位，髋关节屈曲、外展和外旋。首先将探头沿着股骨头的长轴方向放置，以辨认髋关节上方的髂腰肌肌腱，然后顺着髂腰肌肌腱找到其在小转子处的附着位置。（B）高回声的髂腰肌肌腱（白色箭头所示）的长轴视图超声图像

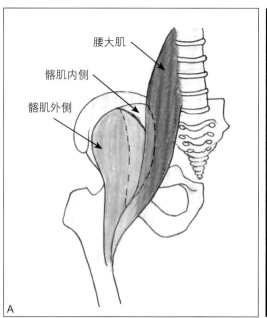

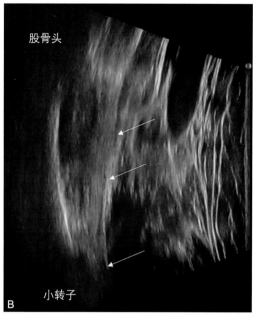

图 7-6 （A）髂腰肌肌肉 - 肌腱复合体的相关解剖。（B）髂腰肌肌腱（白色箭头所示）附着于小转子对应的长轴视图超声图像

3. 相关解剖：髂腰肌远端的主肌腱是腰大肌肌腱，其中包括来自髂肌内侧的纤维。髂肌外侧与髂腰肌肌腱平行，直接附着在近端股骨干上 [5-6]（图 7-7 和 7-8）。

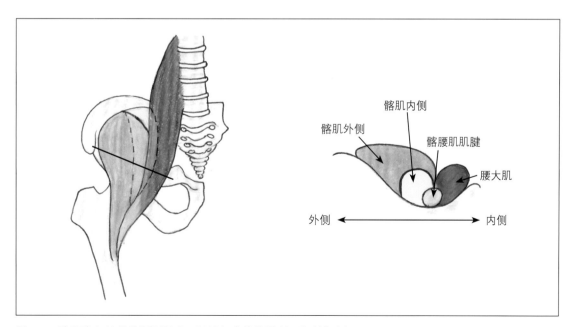

图 7-7　髂耻隆起处的髂腰肌肌肉 - 肌腱复合体的横断面相关解剖

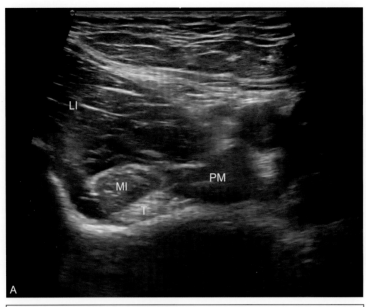

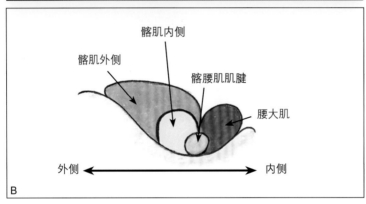

**图 7-8** （A）髂腰肌肌肉 - 肌腱复合体在髂耻隆起处的短轴视图，显示了髂肌外侧（LI）、髂肌内侧（MI）、肌腱（T）、腰大肌（PM）和股动脉（红色 A）。（B）相关解剖

4. 应记住的要点：髂肌最内侧的纤维形成一个副肌腱，后者与腰大肌肌腱合并形成髂腰肌远端的主肌腱。在髂肌外侧部内有一个脂肪筋膜平面，后者将髂腰肌远端肌腱与髂肌外侧部分中的肌内肌腱分隔开，不应将此与髂腰肌肌肉 - 肌腱复合体撕裂混淆 [5]。

## （三）起自髂前上棘的肌腱

髂前上棘（anterior superior iliac spine, ASIS）及其髂嵴周围区域的解剖结构如图 7-9 和 7-10 所示。

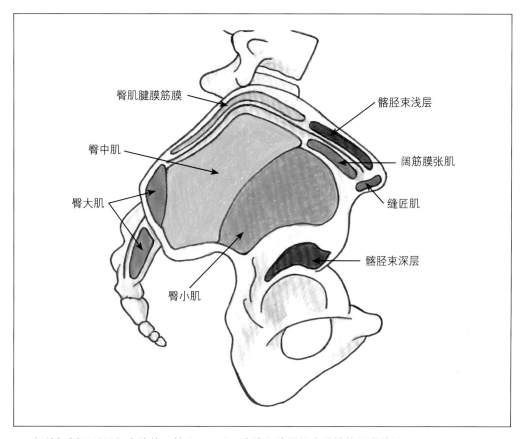

臀肌腱膜筋膜

髂胫束浅层

臀中肌

阔筋膜张肌

臀大肌

缝匠肌

髂胫束深层

臀小肌

**图 7-9**　相关解剖显示了起自髂前上棘（ASIS）、髂嵴和髂骨的多种结构的附着处

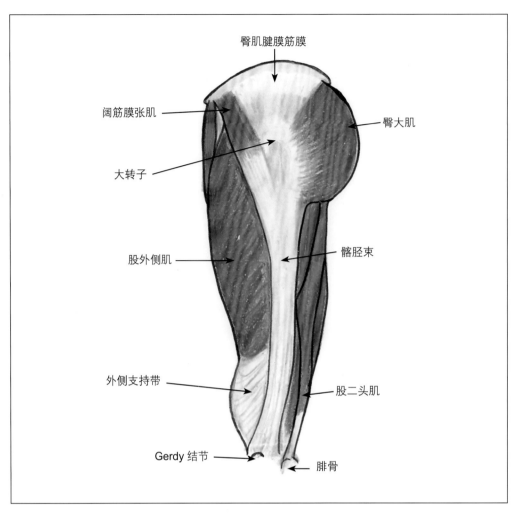

臀肌腱膜筋膜

阔筋膜张肌

大转子

臀大肌

股外侧肌

髂胫束

外侧支持带

股二头肌

Gerdy 结节

腓骨

**图 7-10**　髂胫束和大腿外侧肌的相关解剖

1. 患者体位：仰卧位。
2. 探头 / 换能器放置位置：将探头以短轴方向放置在髂前上棘（ASIS）上，以在短轴视图中评估缝匠肌和阔筋膜张肌的起点（图 7-11），然后将探头旋转至长轴方向，依次评估缝匠肌（图 7-12）、阔筋膜张肌、髂胫束近端和臀肌腱膜筋膜（图 7-13）。要扫描这些附着在骨盆上的结构，就需要对它们的解剖学有很好的理解。

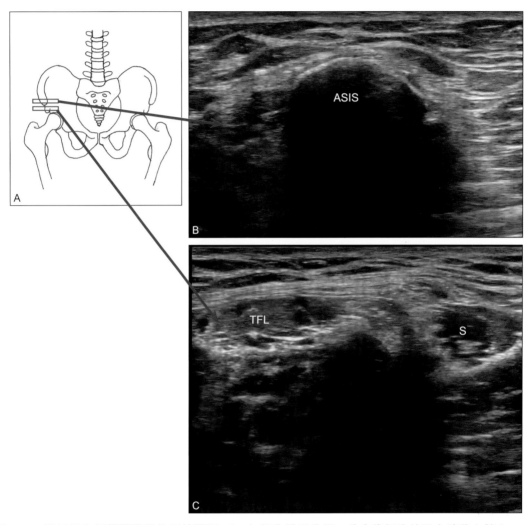

**图 7-11**　缝匠肌和阔筋膜张肌的短轴视图。（A）探头放置位置。首先将探头放置在髂前上棘（ASIS）上，然后略向远端移动，以显示内侧的缝匠肌和外侧的阔筋膜张肌。（B）ASIS 的短轴视图超声图像。（C）ASIS 远端水平的短轴视图超声图像，显示了在内侧的缝匠肌（S）和在外侧的阔筋膜张肌（TFL）

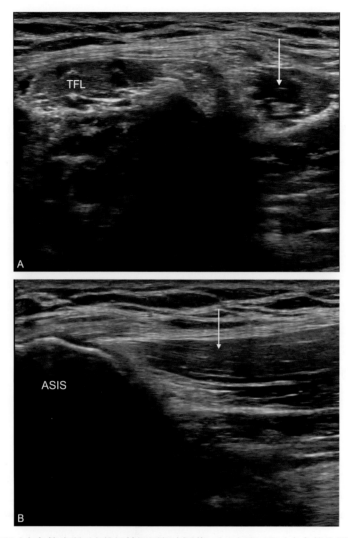

图 7-12 　（A）缝匠肌（白色箭头所示）的短轴视图超声图像。（B）缝匠肌（白色箭头所示）的长轴视图超声
图像（TFL：阔筋膜张肌；ASIS：髂前上棘）

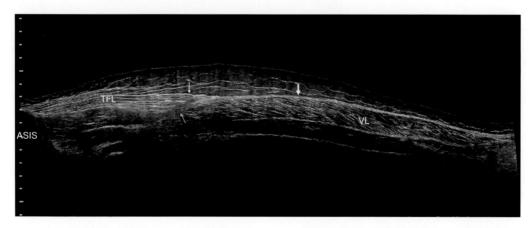

图 7-13 　大腿前外侧的全景图，显示了阔筋膜张肌（TFL）、髂胫束浅层（黄色箭头所示）、髂胫束深层（蓝
色箭头所示）和远端的髂胫束主干（白色箭头所示）（ASIS：髂前上棘；VL：股外侧肌）

3. 相关解剖：缝匠肌起自髂前上棘（ASIS），沿大腿前内侧向下走行，附着于胫骨近端内侧面，缝匠肌腱是鹅足肌腱中最近端的一个。缝匠肌是跨髋关节和膝关节两个关节的一个肌肉，其内侧缘构成股三角的外侧缘。髂胫束有三层：浅层起自于髂骨浅表至阔筋膜张肌起点，中层起自髂骨远端至阔筋膜张肌，深层起自髋关节囊和股直肌斜头之间的髋臼上窝。在后面，髂胫束也融合了来自臀肌腱膜筋膜和臀大肌的腱性纤维。所有层的髂胫束在大转子水平处合并，沿着整个大腿向远端延伸，远端附着在胫骨的 Gerdy 结节上（见图 7-10）。

4. 应记住的要点：在髂结节处，髂胫束浅层的后侧较前侧厚，后者走行至阔筋膜张肌的浅层。起自臀肌腱膜的后侧要薄得多。阔筋膜张肌由于内含脂肪，具有独特的回声特性 [7-8]。

## （四）起自髂前下棘的肌腱

1. 患者体位：仰卧位。

2. 探头 / 换能器放置位置：将探头沿股骨长轴方向放置在髂前下棘（anterior inferior iliac spine, AIIS）处的股直肌直头附着点上（图 7-14 和 7-15）。寻找该视图的方法是：首先显示股骨头 - 颈部，然后将探头略向近端和外侧移动，直到可以显示 AIIS。为了扫描到股直肌的斜头，将探头从股直肌直头略向远端和外侧移动，并向探头近端施加更大的压力以对抗各向异性，因为股直肌纤维的斜头与浅表结构不平行（图 7-16）。

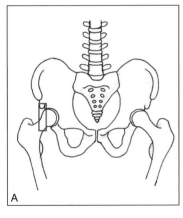
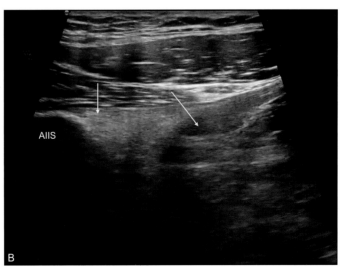

图 7-14　股直肌的长轴视图。（A）探头放置位置。（B）高回声的股直肌直头（白色箭头所示）附着于髂前下棘（AIIS）。股直肌斜头（黄色箭头所示）显示为低回声，因为其肌腱附着在髋臼上外侧缘导致了各向异性

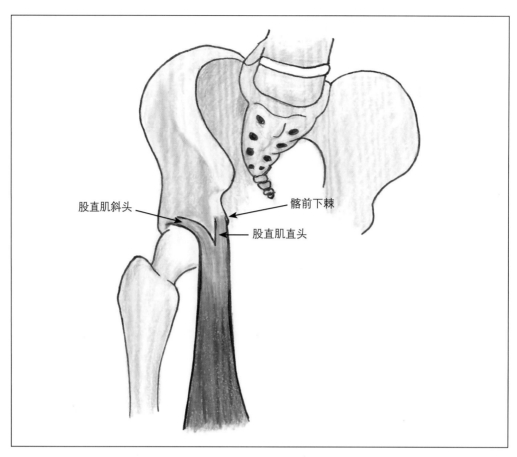

**图7-15** 股直肌肌腱起点的相关解剖。股直肌直头起自髂前下棘，是一个短而强的肌腱。股直肌斜头起自髋臼的上外侧缘

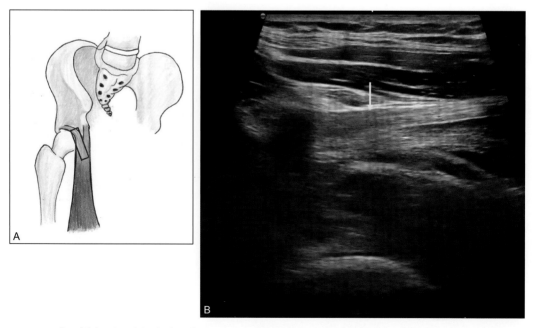

**图7-16** 股直肌斜头。（A）探头放置位置。（B）股直肌斜头（黄色箭头所示）的长轴视图超声图像。将探头从股直肌直头略向远端和外侧移动，并向探头近端施加更大的压力以消除各向异性

3. 相关解剖：股直肌直头起自 AIIS，为一个短而强壮的肌腱。股直肌斜头起自髋臼的上外侧缘（见图 7-15）。股直肌斜头与股直肌的中央腱膜并行，股直肌直头与浅筋膜并行[1-2]。

4. 应记住的要点：在长轴视图中，股直肌直头显示为一个高回声的纤维样结构，而股直肌斜头由于各向异性显示为一个低回声结构。向探头近端施加更大的压力可以对抗各向异性产生的伪影而更好地显示股直肌斜头。

# 二、髋外侧

## 大转子和臀肌肌腱附着结构

1. 患者体位：侧卧位，髋关节中立至轻微弯曲。
2. 探头 / 换能器放置位置：将探头沿股骨短轴方向放置在大腿外侧大转子水平。通过这些短轴视图可以识别大转子的骨性面：前侧、外侧、后上侧和后侧（图 7-17 和 7-18）。在确认大转子的骨性面之后，就可以将成像聚焦于特定的结构（例如，臀中肌前束或后束、臀小肌或大转子滑囊；图 7-19 至 7-22）[2]。

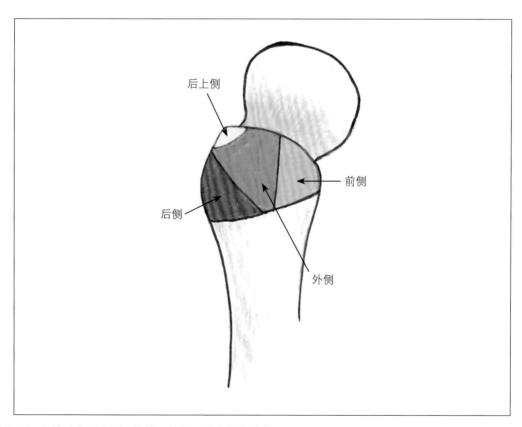

**图 7-17** 大转子的四个面：前侧、外侧、后上侧和后侧

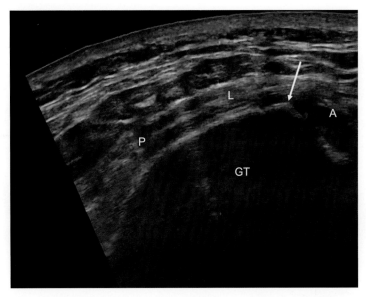

**图 7-18**　大转子（GT）的短轴视图超声图像，显示了前侧（A）、外侧（L）和后侧（P）三个面。大转子的骨性顶端（白色箭头所示）将其前侧面与外侧面区分开。其后侧面更圆，而前侧面和外侧面更平坦

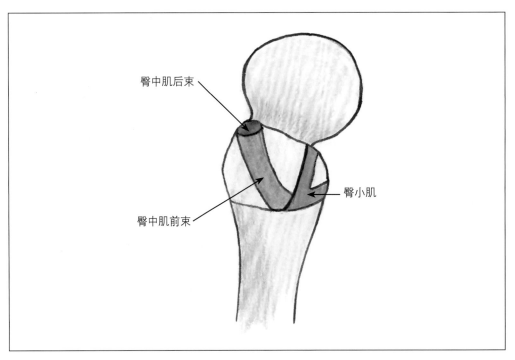

**图 7-19**　臀肌肌腱在大转子上的附着。臀小肌附着于大转子的前侧面，臀中肌前束附着于大转子的外侧面，臀中肌后束附着于大转子的后上侧面

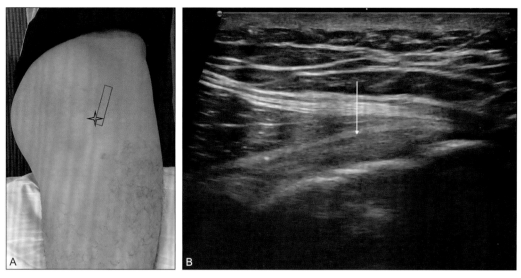

**图 7-20** 臀小肌的长轴视图。（A）探头放置位置。黑色星形所示为大转子。（B）臀小肌（白色箭头所示）的长轴视图超声图像

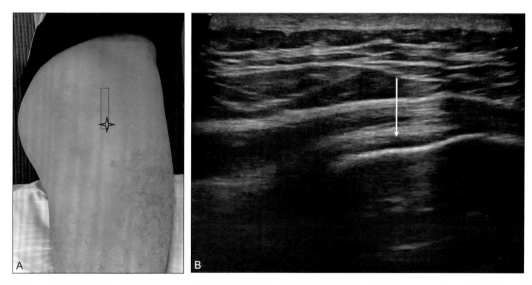

**图 7-21** 臀中肌前束的长轴视图。（A）探头放置位置。黑色星形所示为大转子。（B）臀中肌前束（白色箭头所示）的长轴视图超声图像

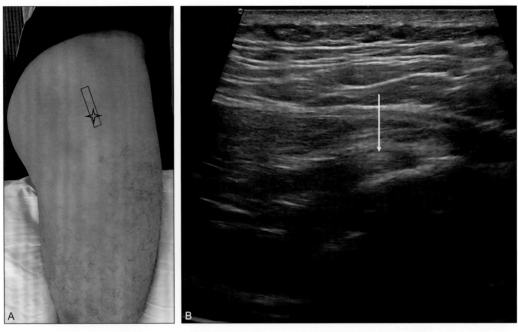

**图 7-22**　臀中肌后束的长轴视图。（A）探头放置位置。黑色星形所示为大转子。从臀中肌前束视图的位置将探头稍微向后旋转，并向探头近端施加压力。（B）臀中肌后束（白色箭头所示）的长轴视图超声图像

3. 相关解剖：大转子有四个面：前侧、外侧、后上侧和后侧。大转子四个面各面的平均大小如下：前侧面＝ 2.6 cm × 3.0 cm；外侧面＝ 2.0 cm × 3.7cm；后上侧面＝ 1.5 cm × 1.7 cm；后侧面＝ 2.5 cm × 2.8 cm[9]。臀小肌附着于前侧面，臀中肌附着于外侧面和后上侧面，后侧面无附着。大转子滑囊覆盖在后侧面上。臀中肌有两束：前束和后束。臀中肌前束附着于大转子外侧面，后束附着于大转子后上侧面 [9-10]。

4. 应记住的要点：

（1）一定要记住，如果进行臀肌肌腱扫描时患者髋关节的屈曲角度增加或采取了更舒适的胎儿姿势，则要轻微改变探头的方向。髋关节屈曲角度的增加会导致肌腱纤维更多前旋。

（2）臀中肌后束在步态相关生物力学中起着重要作用；因此，臀中肌后束撕裂会导致更大的不适和损伤[11]。

（3）臀中肌肌腱下有臀中肌下滑囊，臀小肌肌腱下有臀小肌下滑囊，它们嵌入大转子[9]。

（4）大转子滑囊也称为臀大肌下滑囊（图 7-23）。它位于臀中肌肌腱和臀大肌之间，覆盖在大转子的后侧面，可防止大转子和臀大肌之间的摩擦，因为其纤维延伸到了阔筋膜。臀下神经的分支支配大转子滑囊[12]。

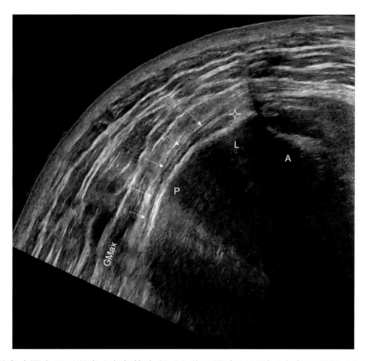

**图 7-23** 大转子滑囊或臀大肌下滑囊（白色箭头所示）位于臀中肌肌腱（白色星形所示）和臀大肌（GMax）之间，覆盖在大转子的后侧面（P）（A：前侧面；L：外侧面）

# 三、髋后侧

## （一）梨状肌和坐骨神经

1. 患者体位：俯卧位。
2. 探头 / 换能器放置位置：将探头放置在大转子后侧，沿梨状肌的长轴横向放置。将探头沿着骶骨和大转子之间的假想线放置。在短轴视图中显示坐骨神经，其通过梨状肌下方向大腿远端走行（图 7-24）。

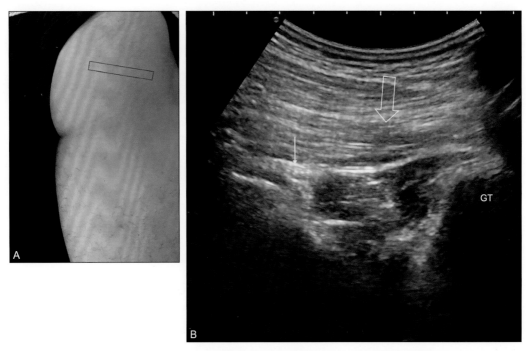

图 7-24　梨状肌。（A）探头放置位置。（B）梨状肌（白色箭头所示）、坐骨神经（黄色箭头所示）和大转子（GT）

3. 相关解剖：梨状肌起自骶髂关节囊周围的第 2～4 骶椎水平的骶骨的前表面，并以一个短而圆形肌腱附着于大转子的内上侧面（图 7-25）。坐骨神经离开坐骨大孔，走行在梨状肌下面。约 22% 的人存在坐骨神经变异，其坐骨神经可能穿过梨状肌、分开梨状肌或两者兼有，其中一支可能穿过梨状肌肌腹（通常是腓总 / 腓侧部分），而另一支（胫侧部分）穿过梨状肌肌腹的下方或上方[13]。

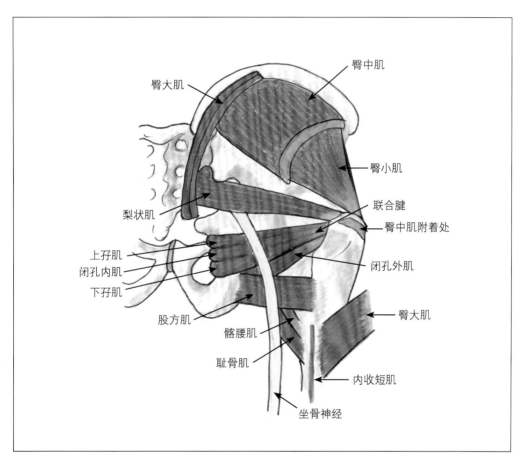

**图 7-25**　梨状肌、坐骨神经和其他髋后侧肌肉组织的相关解剖

4. 应记住的要点：外旋可能有助于区分梨状肌和覆盖在其上的臀大肌。梨状肌附着处非常靠近臀中肌附着处。髋关节的其他内旋肌的附着处很近，略远于梨状肌。

## （二）髋关节的其他小旋转肌

1. 患者体位：俯卧位。
2. 探头/换能器放置位置：如前一节所述，将探头沿梨状肌放置。然后将探头稍向远端移动，以评估闭孔外肌的附着，然后评估股方肌的附着（图7-26和7-27）。

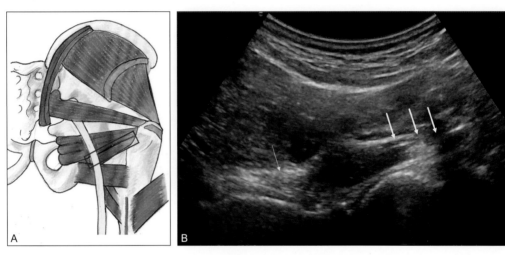

**图7-26** 闭孔外肌。（A）相关解剖以及探头放置位置。从梨状肌的角度看，要显示闭孔外肌腱，应将探头稍向远端移动并向后旋转。（B）闭孔外肌（白色箭头所示）和坐骨神经（黄色箭头所示）

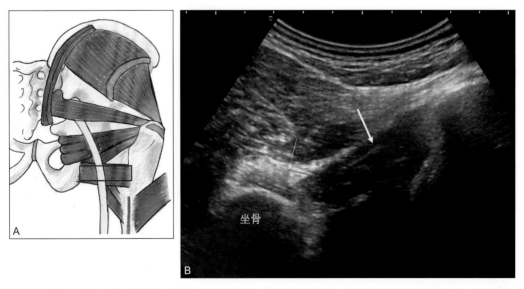

**图7-27** 股方肌。（A）相关解剖以及探头放置位置。从闭孔外肌看，要将探头稍向远端移动，跨越坐骨的外侧面和股骨转子间嵴。（B）股方肌（白色箭头所示）内侧附着于坐骨外侧，外侧附着于股骨转子间嵴。它是扁平的四边形肌肉。图像中还显示了坐骨神经（黄色箭头所示）

3. 相关解剖：联合腱与梨状肌附着处紧密相连，存在纤维结缔组织交叉。上孖肌、闭孔内肌和下孖肌在股骨头 - 颈交界处形成一个单个的肌腱，然后斜行穿过梨状肌前下方，附着于股骨大转子前部尖端附近。闭孔外肌走行于股方肌前上方，附着于股骨颈与大转子内侧面交界处的闭孔窝。股方肌在股骨后部有一个泪滴形的附着区，覆盖转子间嵴的下缘。股方肌是覆盖闭孔外肌后部的矩形肌肉[14]（图 7-28）。

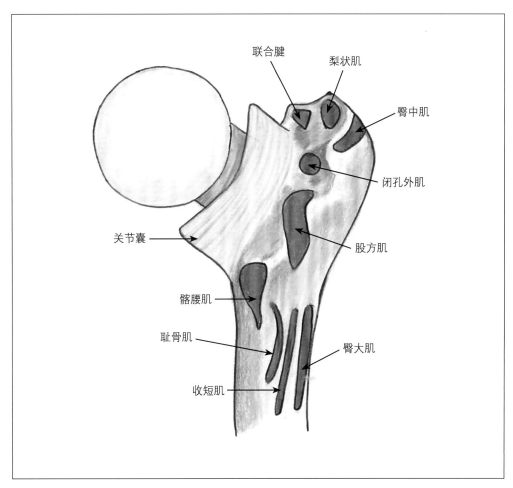

**图 7-28** 髋后部肌肉附着的相关解剖

4. 应记住的要点：髋关节的小旋转肌在超声图像上是较难找到的结构，因为它们是较深和较小的结构。了解它们的解剖结构和相对位置是显示它们的关键。在坐骨 - 股骨撞击综合征中，股方肌可能出现水肿。

## （三）起自坐骨结节的腘绳肌肌腱

1. 患者体位：俯卧位。

2. 探头 / 换能器放置位置：将探头以短轴方向放置在坐骨结节处，以获得腘绳肌肌腱的短轴视图（图 7-29）。可以保持探头的短轴方向并向远端移动，以显示腘绳肌肌肉 - 肌腱复合体的短轴视图。然后在长轴方向上移动探头，从近端到远端在长轴视图中显示腘绳肌肌腱（图 7-30）。

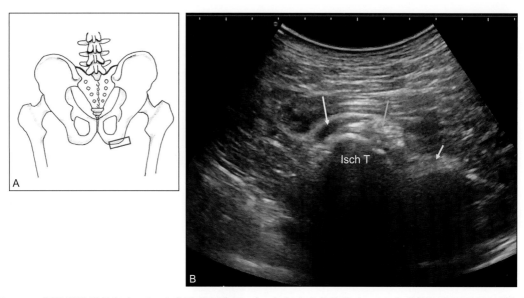

**图 7-29** 腘绳肌肌腱的起点。（A）探头放置位置。（B）起自坐骨结节（Isch T）的腘绳肌肌腱的短轴视图超声图像，显示股二头肌肌腱和半腱肌肌腱的联合肌腱（白色箭头所示）以及半膜肌肌腱（蓝色箭头所示）和坐骨神经（黄色箭头所示）

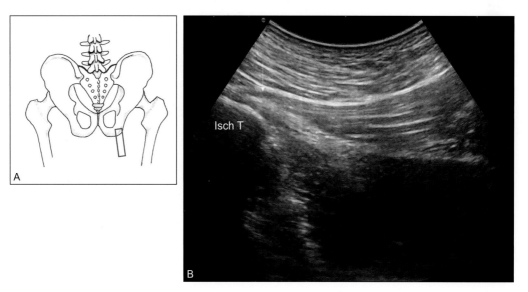

**图 7-30** 腘绳肌肌腱的长轴视图。（A）探头放置位置。（B）腘绳肌肌腱（白色箭头所示）的长轴视图超声图像。腘绳肌肌腱起自坐骨结节（Isch T）

3. 相关解剖：在坐骨结节的内侧和浅部有股二头肌和半腱肌的一个联合附着。半膜肌肌腱位于外侧和深方、紧靠坐骨神经的内侧[2]（图 7-31 和 7-32）。该区域有两个滑囊：位于骨性突起上方的坐骨结节滑囊，以及位于股二头肌（半腱肌和半膜肌）共同附着处之间的股二头肌近端滑囊。可见坐骨神经覆盖在股方肌上。股后皮神经及其会阴支与坐骨神经平行。股后皮神经会阴支支配坐骨结节滑囊[15]。

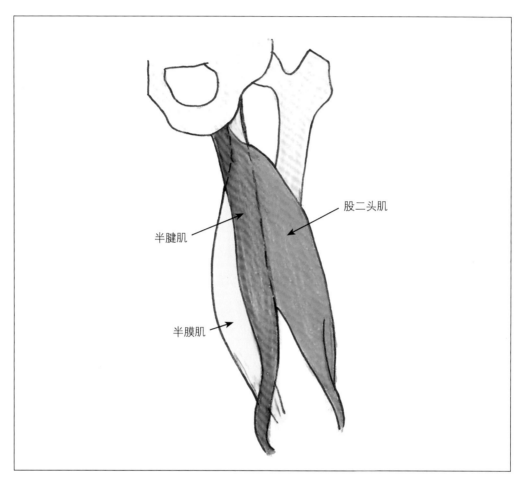

股二头肌

半腱肌

半膜肌

**图 7-31**　坐骨结节处的腘绳肌肌腱附着的相关解剖。股二头肌和半腱肌在坐骨结节处的联合附着是在内侧和浅层。半膜肌肌腱是在外侧和深层

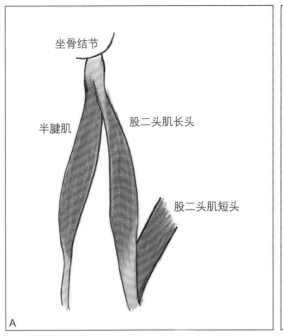
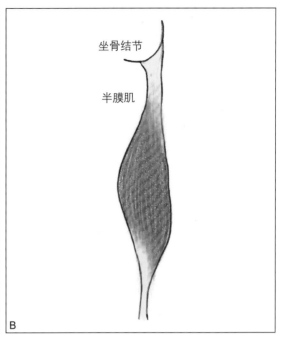

**图 7-32**    腘绳肌群各肌肉 - 肌腱单元的相关解剖。（A）股二头肌（长头和短头）和半腱肌。（B）半膜肌

4. 应记住的要点：股二头肌短头起自股骨中 1/3 处的股骨嵴的外侧缘，并沿外侧下降至腓骨头处的股二头肌长短头共同附着处[15]。

股二头肌与半腱肌的联合肌腱的损伤是最常见的运动损伤，确定损伤是单纯肌腱损伤或肌肉肌腱复合损伤具有重要意义[16]。

超声成像和磁共振成像（MRI）是腘绳肌复合体病变的影像检查。在熟悉该部位解剖的基础上，腘绳肌复合体的影像学检查有助于区分该区域的各种损伤和病变[17]。

## 四、腹股沟和髋内侧区

### （一）腹股沟管及其内容物

股外侧皮神经（lateral femoral cutaneous nerve, LFCN）、股神经、血管和其他软组织结构的解剖如图 7-33 所示。

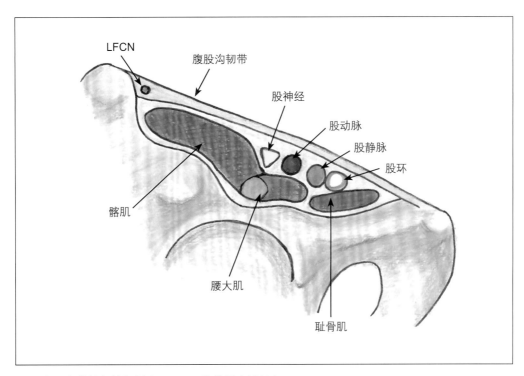

图 7-33　腹股沟管的相关解剖（LFCN：股外侧皮神经）

1. 患者体位：仰卧位。

2. 探头/换能器放置位置：将探头沿着腹股沟韧带放置，以髂前上棘（ASIS）为骨性标志，可以显示腹股沟韧带下穿行的结构（图 7-34）。

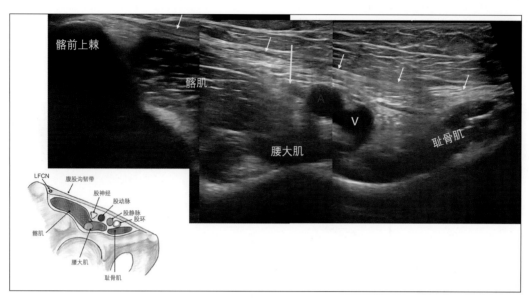

图 7-34　腹股沟韧带（白色箭头所示）、股神经（黄色箭头所示）、股动脉（红色 A）和股静脉（V）

3. 相关解剖：从外侧到内侧的排列的结构如下所述：LFCN、髂肌以及腰大肌和肌腱复合体、股神经、股动脉、股静脉、股环、耻骨肌。

4. 应记住的要点：LFCN 表现为一个小而圆的扁平低回声结构，在阔筋膜和髂筋膜两层筋膜之间（图 7-35）。LFCN 是一个纯感觉神经，可能在缝匠肌上显示出前后分支。LFCN 解剖变异常见。LFCN 在磁共振图像中很难评估；因此，超声成像是 LFCN 成像的首选方法[18]。

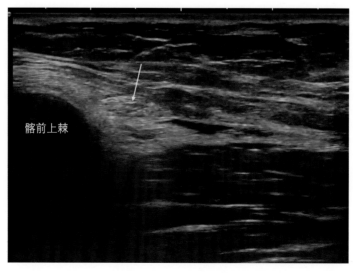

图 7-35　显示股外侧皮神经（LFCN）（黄色箭头所示）需要用观察浅表的更高频率的探头

（二）内收肌群

1. 患者体位：仰卧位，髋关节外旋或呈蛙腿姿势。
2. 探头 / 换能器放置位置：将探头以长轴方向放置在耻骨联合上方，以显示内收肌肌腱总附着处（图 7-36 和 7-37 ）。

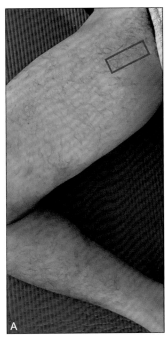

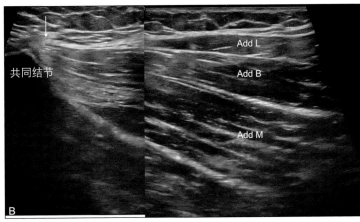

图 7-36　内收肌肌腱在耻骨处的起点的长轴视图。（A）探头放置位置。（B）内收肌肌腱在耻骨处的共同附着处（白色箭头所示）的长轴视图超声图像。随着探头向肢体远端移动，从浅到深可以看到长收肌（Add L）、短收肌（Add B）和大收肌（Add M）

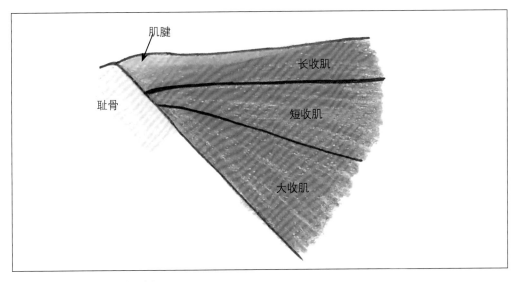

图 7-37　内收肌肌腱的相关解剖

3. 相关解剖：长收肌在耻骨体前方有一个肌腱附着。它与腹直肌腱膜相连（图 7-38）。在长收肌肌腱后方，长收肌与耻骨有直接的肌肉连接。短收肌的起点紧挨长收肌的后部和外侧，也与腹直肌腱膜相连。大收肌起自耻骨下支、坐骨支和坐骨结节的下缘。股薄肌起自耻骨体前部和耻骨下支[2]。

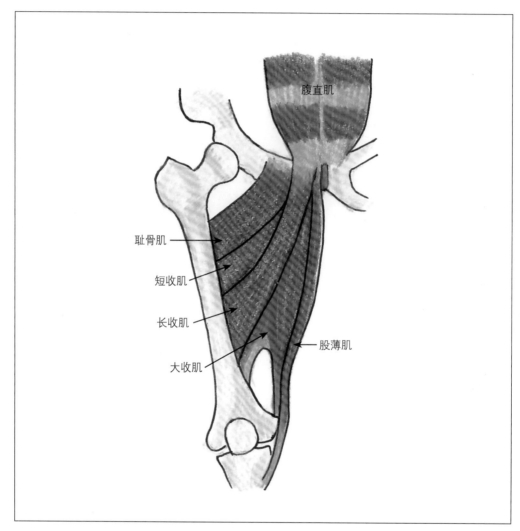

**图 7-38** 内收肌群和腹直肌腱膜的相关解剖

4. 应记住的要点：耻骨联合处可见腹直肌腱膜和长收肌的融合。内收肌的各个肌腱的近端很难区分。在远端，长收肌最浅，短收肌和大收肌在长收肌深部[2]。

# 参考文献

1. Molini L, Precerutti M, Gervasio A, Draghi F, Bianchi S. Hip: anatomy and US technique. *J Ultrasound*. 2011; 14(2): 99-108.

2. Lungu E, Michaud J, Bureau NJ. US assessment of sports-related hip injuries. *Radiographics*. 2018; 38(3): 867-889.

3. Buck FM, Hodler J, Zanetti M, Dora C, Pfirrmann CW. Ultrasound for the evaluation of femoroacetabular impingement of the cam type: diagnostic performance of qualitative criteria and alpha angle measurements. *Eur Radiol*. 2011; 21(1): 167-175.

4. Balius R, Pedret C, Blasi M, et al. Sonographic evaluation of the distal iliopsoas tendon using a new approach. *J Ultrasound Med*. 2014; 33(11): 2021-2030.

5. Polster JM, Elgabaly M, Lee H, Klika A, Drake R, Barsoum W. MRI and gross anatomy of the iliopsoas tendon complex. *Skeletal Radiol*. 2008; 37(1): 55-58.

6. Guillin R, Cardinal E, Bureau NJ. Sonographic anatomy and dynamic study of the normal iliopsoas musculotendinous junction. *Eur Radiol*. 2009; 19(4): 995-1001.

7. Deshmukh S, Abboud SF, Grant T, Omar IM. High-resolution ultrasound of the fascia lata iliac crest attachment: anatomy, pathology, and image-guided treatment. *Skeletal Radiol*. 2019; 48(9): 1315-1321.

8. Hyland S, Varacallo M. Anatomy, bony pelvis and lower limb, iliotibial band (tract). In: *StatPearls*. Treasure Island, FL: StatPearls Publishing; 2019. Updated January 4, 2019.

9. Pfirrmann CW, Chung CB, Theumann NH, Trudell DJ, Resnick D. Greater trochanter of the hip: attachment of the abductor mechanism and a complex of three bursae—MR imaging and MR bursography in cadavers and MR imaging in asymptomatic volunteers. *Radiology*. 2001; 221(2): 469-477.

10. Robertson WJ, Gardner MJ, Barker JU, Boraiah S, Lorich DG, Kelly BT. Anatomy and dimensions of the gluteus medius tendon insertion. *Arthroscopy*. 2008; 24(2): 130-136.

11. Hoffman DF, Smith J. Sonoanatomy and pathology of the posterior band of the gluteus medius tendon. *J Ultrasound Med*. 2017; 36(2): 389-399.

12. Dunn T, Heller CA, McCarthy SW, Dos Remedios C. Anatomical study of the "trochanteric bursa." *Clin Anat*. 2003; 16(3): 233-240.

13. Boyajian-O'Neill LA, McClain RL, Coleman MK, Thomas PP. Diagnosis and management of piriformis syndrome: an osteopathic approach. *J Am Osteopath Assoc*. 2008; 108(11): 657-664.

14. Philippon MJ, Michalski MP, Campbell KJ, et al. Surgically relevant bony and soft tissue anatomy of the proximal femur. *Orthop J Sports Med*. 2014; 2(6): 2325967114535188.

15. Stępień K, Śmigielski R, Mouton C, Ciszek B, Engelhardt M, Seil R. Anatomy of proximal attachment, course, and innervation of hamstring muscles: a pictorial essay. *Knee Surg Sports Traumatol Arthrosc*. 2019; 27(3): 673-684.

16. Balius R, Pedret C, Iriarte I, Sáiz R, Cerezal L. Sonographic landmarks in hamstring muscles. *Skeletal Radiol*. 2019; 48(11): 1675-1683.

17. Koulouris G, Connell D. Hamstring muscle complex: an imaging review. *Radiographics*. 2005; 25(3): 571-586.

18. Tagliafico A, Bignotti B, Rossi F, Sconfienza LM, Messina C, Martinoli C. Ultrasound of the hip joint, soft tissues, and nerves. *Semin Musculoskelet Radiol*. 2017; 21(5): 582-588.

第 **8** 章

# 周围神经

Mohini Rawat 著

## 目录

# 一、上肢神经

## （一）臂丛神经和胸廓出口

### 一）颈神经根

1. 探头放置位置 / 患者体位：让患者将头转向对侧。在斜矢状轴上将探头垂直于锁骨上血管放置于前斜角肌上，以在短轴视图中显示 C5～C8 神经根。向近端追踪神经根，于前结节和后结节之间可见 C5 和 C6 神经根（图 8-1）。C7 神经根周围没有前结节（图 8-2）。将探头向远端移动几毫米，通过中斜角肌在长轴视图中显示臂丛神经干（图 8-3 至 8-5）。将探头再向远侧移动到锁骨上窝外侧 1/3 水平处，并以斜矢状方向扫描锁骨和第一肋骨之间的区域，臂丛的六个分支在肩胛舌骨肌和锁骨下动静脉之间表现为一个低回声束（图8-6）。臂丛神经索的最佳观察水平是在胸小肌下间隙，可以将探头以斜矢状方向放置于胸小肌上方，并识别出腋动脉进行定位（图 8-7）。通过腋动脉识别其周围高回声的臂丛神经后束、内侧束和外侧束[1-4]。

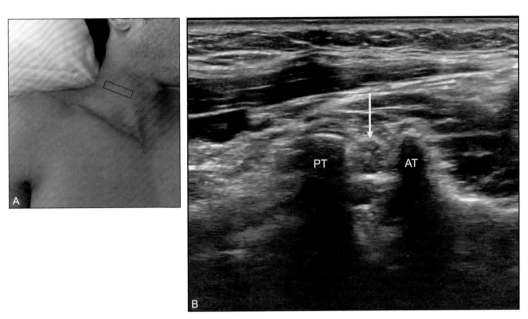

**图 8-1**　C5 神经根。（A）探头放置位置。（B）C5 神经根（黄色箭头所示）的短轴视图超声图像，可见其位于前结节（AT）和后结节（PT）之间

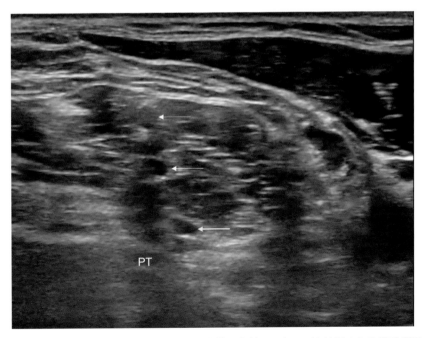

**图 8-2**　C7 神经根（黄色箭头所示）、后结节（PT）及其上方的 C5 和 C6 神经根（白色箭头所示）

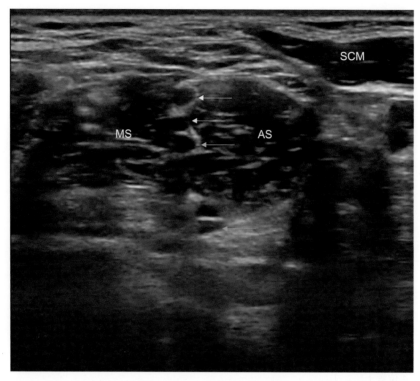

**图 8-3**　出现在前斜角肌（AS）和中斜角肌（MS）之间的 C5 神经根（白色箭头所示）、C6 神经根（黄色箭头所示）、C7 神经根（蓝色箭头所示）、C8 神经根（红色箭头所示）和 T1 神经根（绿色箭头所示）的短轴视图。图中还显示了其上方的胸锁乳突肌（SCM）

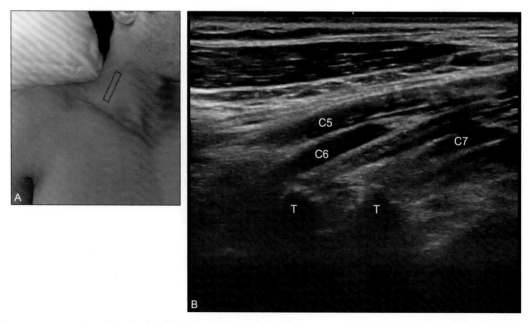

**图 8-4**　C5、C6 和 C7 神经根的长轴视图。（A）探头放置位置。（B）C5、C6 和 C7 神经根的长轴视图超声图像。可见上述神经根位于前结节（T）和后结节（T）之间

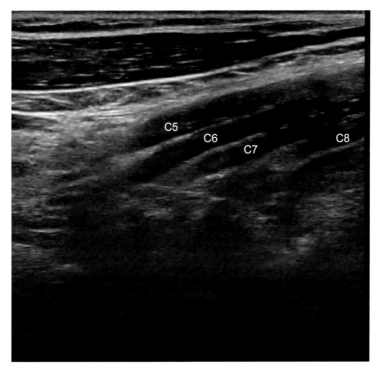

**图 8-5**　在图 8-4 位置上将探头在长轴方向稍向远端移动，显示了 C5、C6、C7 和 C8 神经根

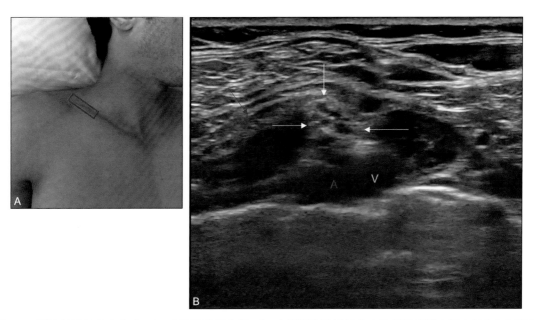

**图 8-6**　臂丛神经的六个分支。（A）探头放置位置。（B）将探头以短轴方向放置于锁骨中段水平（白色箭头所示）。臂丛神经在肩胛舌骨肌（红色箭头所示）以及锁骨下动脉（红色 A）和锁骨下静脉（蓝色 V）之间表现为一个低回声束

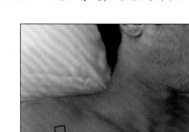
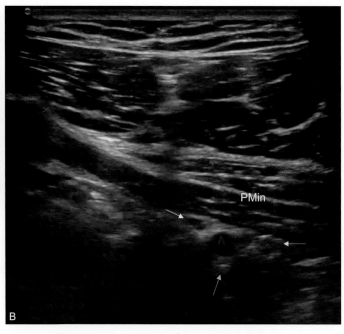

**图 8-7**　胸小肌下间隙水平的臂丛神经束。（A）将探头以斜矢状方向放置于胸小肌和腋动脉上方。（B）通过腋动脉识别其周围的高回声臂丛神经后束（蓝色箭头所示）、内侧束（黄色箭头所示）和外侧束（白色箭头所示）（PMin：胸小肌）

2. 定位标志：

　　（1）外部定位标志：胸锁乳突肌或前斜角肌的后缘。

　　（2）内部定位标志：前斜角肌、中斜角肌、椎体前后结节、锁骨下动脉、颈动脉。

3. 相关解剖：臂丛神经起源于 C5 ~ T1 的腹侧支。C8 和 T1 难以通过超声成像显示。

4. 应记住的要点：神经分支或神经根可以通过椎体横突上的结节来识别。C5 和 C6 神经根位于前结节和后结节之间。C7 神经根周围没有前结节，仅可见后结节。为了更好地识别臂丛神经，最好先在短轴视图识别它们，然后在关注的部位进行长轴视图显示。

二）迷走神经和颈神经节

1. 探头放置位置 / 患者体位：将探头横向放置在 C6 椎体横突前结节水平的胸锁乳突肌上。迷走神经可见于颈动脉和颈内静脉之间[4]（图 8-8）。

2. 定位标志：胸锁乳突肌为最浅表结构，甲状腺位于迷走神经内侧。迷走神经可见于颈动脉鞘内、颈内动脉和颈内静脉之间。颈动脉的外侧是头长肌和颈长肌。颈神经节可见于头长肌和颈长肌之间[4]（图 8-9）。

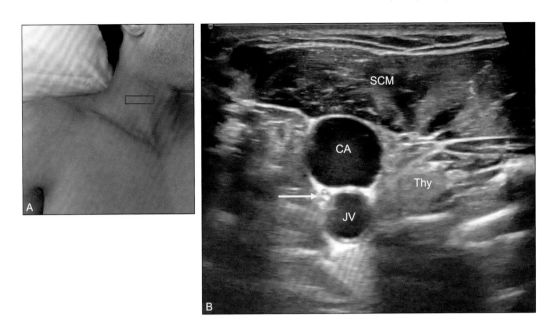

图8-8 迷走神经。(A)将探头横向放置在C6椎体横突前结节水平的胸锁乳突肌上。(B)胸锁乳突肌(SCM)位于迷走神经浅层,甲状腺(Thy)位于迷走神经内侧,迷走神经(黄色箭头所示)可见于颈动脉鞘内颈动脉(CA)和颈内静脉(JV)之间

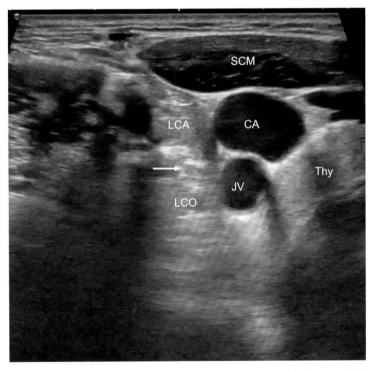

图8-9 颈神经节。其探头放置位置与探查迷走神经时基本相同,稍向外侧放置。颈动脉(CA)外侧是头长肌(LCA)和颈长肌(LCO)。颈神经节(白色箭头所示)可见于两者之间(JV:颈静脉;SCM:胸锁乳突肌;Thy:甲状腺)

3. 相关解剖：迷走神经是第 X 对脑神经，兼有运动和感觉两种纤维 [5]。

4. 应记住的要点：颈神经节有三个：颈上神经节、颈中神经节和颈下神经节，它们通过节间支相连。在 C6 椎体水平，可以看到颈中神经节；它接受由 C5 和 C6 发出的神经 [5]。

## 三）耳大神经

1. 探头放置位置 / 患者体位：让患者将头部转向对侧，将探头放置于胸锁乳突肌后方的上 1/3 处。可见耳大神经位于胸锁乳突肌上 [4]（图 8-10）。

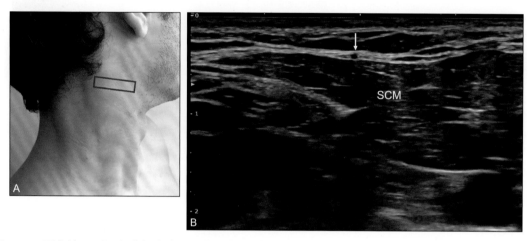

图 8-10  耳大神经。（A）将探头放置于胸锁乳突肌后方的上 1/3 处。（B）可见耳大神经（白色箭头所示）位于胸锁乳突肌（SCM）上

2. 定位标志：胸锁乳突肌肌腹上 1/3 处。

3. 相关解剖：耳大神经发自颈丛，由 C2 和 C3 脊神经组成。耳大神经在胸锁乳突肌的后缘周围浅出，向上走行，为腮腺、乳突和外耳的皮肤提供感觉神经支配 [5]。

四）副神经

1. 探头放置位置 / 患者体位：让患者将头部转向对侧，将探头以矢状斜轴方向放置于胸锁乳突肌的上 1/3 处，从后向前扫描。可见副神经位于胸锁乳突肌肌腹内 [4]（图 8-11）。

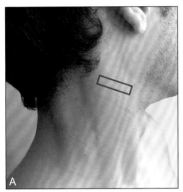 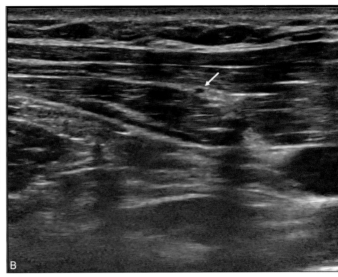

**图 8-11**　副神经。（A）将探头以矢状斜轴方向放置于胸锁乳突肌的上 1/3 处，从后至前扫描。（B）可见副神经（白色箭头所示）位于胸锁乳突肌肌腹内

2. 定位标志：胸锁乳突肌肌腹的上 1/3 处。
3. 相关解剖：副神经是第 XI 对颅神经。副神经为胸锁乳突肌和斜方肌提供运动神经支配。副神经穿过胸锁乳突肌，斜行穿过颈部后三角。当副神经穿过胸锁乳突肌时，它向所支配的肌肉发出神经分支，然后从后方加入 C2、C3 和 C4 脊神经根的分支，形成一个神经丛，向斜方肌发出神经支配 [5]。

## 五）肩胛背神经

1. **探头放置位置/患者体位**：让患者将头部转向对侧，将探头以矢状斜轴方向放置于胸锁乳突肌后方，并在C5神经根水平上跨越中斜角肌肌腹。可见肩胛背神经位于中斜角肌肌腹内（图8-12）[4]。

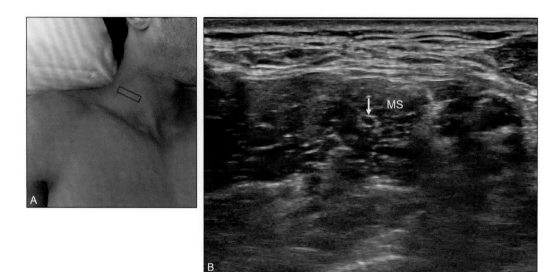

**图8-12** 肩胛背神经。（A）将探头以矢状斜轴方向放置于胸锁乳突肌后方，并在C5神经根水平上跨越中斜角肌肌腹。（B）可见肩胛背神经（白色箭头所示）位于中斜角肌（MS）肌腹内

2. **定位标志**：中斜角肌和C5神经根。

3. **相关解剖**：肩胛背神经发自臂丛神经，有来自C5神经根的纤维。肩胛背神经为菱形肌和肩胛提肌提供运动神经支配。肩胛背神经穿过中斜角肌，然后向下走行，从下方穿过肩胛提肌[3,5]。

六）面神经

1. 探头放置位置 / 患者体位：让患者将头部转向对侧，将探头沿面神经的长轴方向放置于耳下方。可见面神经以长轴方向走行穿过腮腺[6]（图 8-13）。

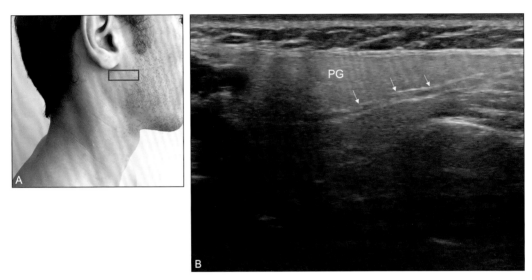

**图 8-13**　面神经。（A）探头放置位置。（B）可见面神经（白色箭头所示）以长轴方向走行穿过腮腺（PG）

2. 定位标志：
　　（1）内部定位标志：腮腺。
　　（2）外部定位标志：耳朵下方。
3. 相关解剖：面神经是第Ⅶ对颅神经。面神经从茎乳孔出颅骨，并在穿过腮腺时分成五个分支：颞支、颧支、颊支、下颌支和颈支。

## 七）枕大神经和枕小神经

**1. 探头放置位置／患者体位：**

（1）枕大神经：将探头以斜轴方向放置于 C2 棘突和乳突之间。可见枕大神经位于头半棘肌和头下斜肌之间[4]（图 8-14）。

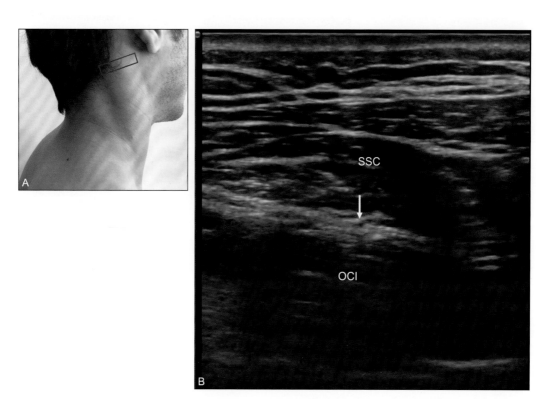

**图 8-14** 枕大神经。（A）将探头以斜轴方向放置于 C2 棘突和乳突之间。（B）可见枕大神经（白色箭头所示）位于头半棘肌（SSC）和头下斜肌（OCI）之间

（2）枕小神经：让患者将头部转向对侧，将探头横向放置在胸锁乳突肌后缘、胸锁乳突肌上 1/3 水平，即发际线下方。可见枕小神经位于胸锁乳突肌和肩胛提肌之间（图 8-15 ）。

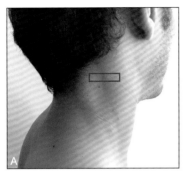
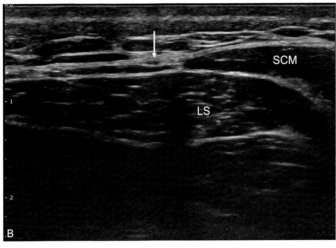

**图 8-15** 枕小神经。（ A ）将探头横向放置在胸锁乳突肌后缘、胸锁乳突肌上 1/3 水平，即在发际线下方。（ B ）可见枕小神经（白色箭头所示）位于胸锁乳突肌（ SCM ）和肩胛提肌（ LS ）之间

2. 定位标志：
   （1）枕大神经：C2 棘突和乳突是其外部定位标志。头半棘肌和头下斜肌是其内部定位标志。
   （2）枕小神经：胸锁乳突肌和肩胛提肌的后缘。高回声的颈深筋膜包绕肩胛提肌。

3. 相关解剖：枕大神经发自 C2 脊神经背侧支的内侧支。枕小神经发自 C2 脊神经的腹侧支。

八）膈神经

1. 探头放置位置／患者体位：让患者将头部将转向对侧，将探头放置于胸锁乳突肌肌腹中部水平。可见膈神经位于锁骨下动脉的甲状颈干深方和前斜角肌的浅方 [4]（图 8-16）。

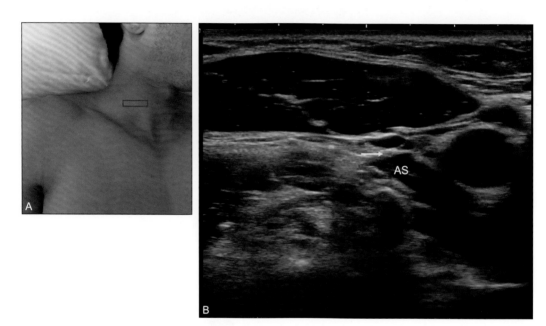

图 8-16　膈神经。（A）将探头放置于胸锁乳突肌肌腹中部水平。（B）膈神经（黄色箭头所示）可见位于前斜角肌（AS）的浅方

2. 定位标志：
（1）外部定位标志：胸锁乳突肌肌腹中部水平的后缘。
（2）内部定位标志：前斜角肌、锁骨下动脉的甲状颈干、胸锁乳突肌。

3. 相关解剖：膈神经发自 C3、C4 和 C5 脊神经的前支。它接收来自颈丛和臂丛的神经。

## 九）锁骨下神经

1. 探头放置位置／患者体位：让患者将头部转向对侧，将探头沿锁骨方向放置于锁骨上。锁骨下神经就在锁骨下动脉上方。紧邻锁骨下神经的是臂丛神经簇[4]（图 8-17）。

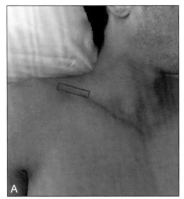
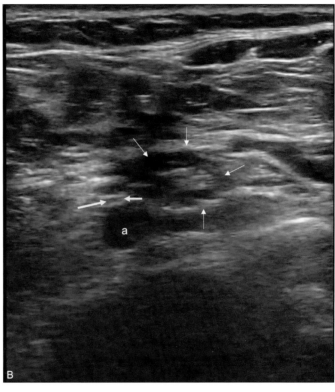

**图 8-17**　锁骨下神经。（A）将探头沿锁骨方向放置于锁骨上。（B）锁骨下神经（黄色箭头之间）就在锁骨下动脉（a）上方，紧邻臂丛神经簇

2. 定位标志：
（1）外部定位标志：锁骨。
（2）内部定位标志：锁骨下动脉和臂丛神经。
3. 相关解剖：锁骨下神经发自 C5 和 C6 神经根的连接点。它通过一束神经纤维与膈神经相连[5]。

十）胸长神经

1. 探头放置位置/患者体位：将探头以短轴方向放置于中斜角肌、C5 和 C6 神经根水平。可见胸长神经位于中斜角肌内、C5 和 C6 神经根后方 [4]（图 8-18）。

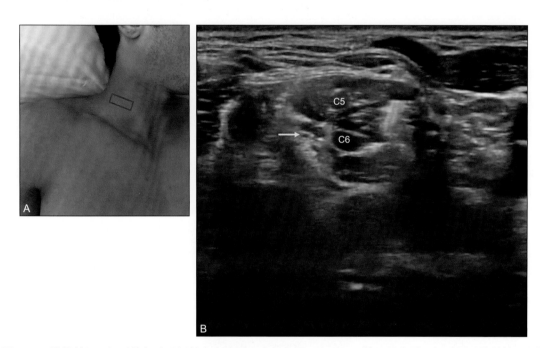

图 8-18　胸长神经。（A）将探头以短轴方向放置于中斜角肌、C5 和 C6 神经根水平。（B）可见胸长神经（黄色箭头所示）位于中斜角肌内、C5 和 C6 神经根后方

2. 定位标志：中斜角肌以及 C5 和 C6 神经根。
3. 相关解剖：胸长神经发自 C5、C6 和 C7 神经根，支配前锯肌 [5]。

（二）肩部和上臂区域

一）肩胛上神经

1. 探头放置位置/患者体位：
   （1）肩胛上切迹：将探头沿喙突轴线方向放置于肩胛上切迹上方。肩胛上神经可见于肩胛上切迹内，其上覆有肩胛上横韧带，肩胛上动脉在后者的表面（图 8-19）。
   （2）冈盂切迹：将探头以短轴方向放置于后盂肱关节上方，然后向内侧移动，并轻微旋转至冈盂切迹区。肩胛上神经和肩胛上动脉伴行在切迹中 [7]（图 8-20）。

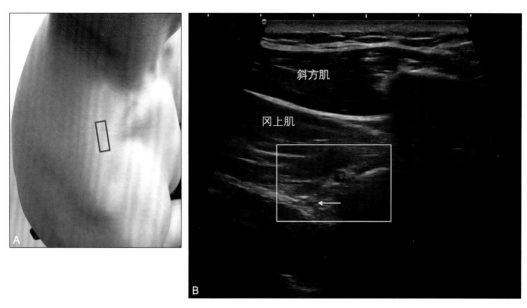

**图 8-19**　肩胛上切迹视图中的肩胛上神经。（A）将探头放置于肩胛上切迹上方，沿喙突轴线方向放置。（B）肩胛上神经（黄色箭头所示）和动脉（红色箭头所示）

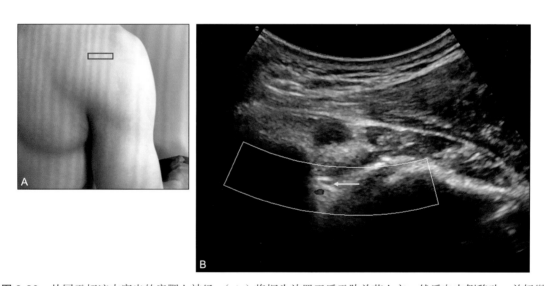

**图 8-20**　从冈盂切迹中穿出的肩胛上神经。（A）将探头放置于后盂肱关节上方，然后向内侧移动，并轻微旋转至冈盂切迹以获得短轴视图。（B）肩胛上神经（黄色箭头所示）和肩胛上动脉（红色区域）

2. 定位标志：肩胛上切迹和喙突（用于定向探头）；冈盂切迹和后盂肱关节。

3. 相关解剖：肩胛上神经发自臂丛神经的上干，含有从 C5 和 C6 神经根发出的纤维。肩胛上神经为冈上肌和冈下肌提供运动支配，并为肩锁关节、肩峰下滑囊和盂肱关节提供感觉神经支配。

4. 应记住的要点：对于显示肩胛上神经，开启彩色多普勒模式识别动脉非常重要。肩胛上动脉位于肩胛上横韧带的浅方。该动脉和肩胛上神经在冈盂切迹中伴行。

二）腋神经

1. 探头放置位置 / 患者体位：从胸小肌下间隙发出的腋神经后束向外侧走行，使肩胛下肌和喙肱肌 / 肱二头肌短头之间的腋神经可以显示（图 8-21）。将探头以长轴方向放置在肩关节后侧小圆肌水平。腋神经（后支）位于小圆肌和肱三头肌外侧头之间，跨越肱骨骨面并与旋肱后动脉伴行[1]（图 8-22）。

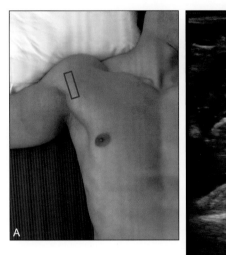
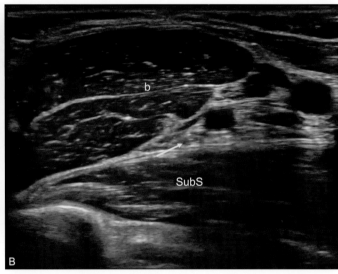

**图 8-21**　腋神经的前面观。（A）探头放置位置。从胸小肌下间隙发出的后束向外侧走行，使肩胛下肌和喙肱肌 / 肱二头肌短头之间的腋神经得以显示。（B）腋神经（黄色箭头所示）位于肩胛下肌（SubS）和喙肱肌 / 肱二头肌短头（小白色 b）之间

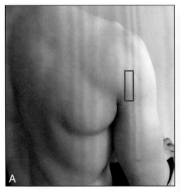
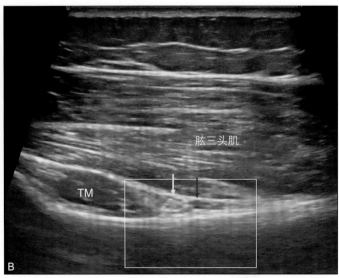

**图 8-22**　腋神经的后面观。（A）将探头以长轴方向放置在肩关节后侧的小圆肌水平。（B）可见腋神经后支（黄色箭头所示）位于小圆肌（TM）和肱三头肌外侧头之间，跨越肱骨骨面并与旋肱后动脉（红色箭头所示）伴行

2. 定位标志：小圆肌、肱三头肌外侧头和旋肱后动脉是内部定位标志。

3. 相关解剖：腋神经起源于臂丛的后束，并从 C5 和 C6 神经根发出纤维。

### 三）尺神经、正中神经、桡神经和肌皮神经

1. 探头放置位置 / 患者体位：将探头沿腋前襞以斜向长轴方向放置，找到腋动脉。以腋动脉为参照，正中神经位于外侧，尺神经位于内侧，桡神经位于后侧（图 8-23）。在外侧，可见肌皮神经位于肱二头肌和喙肱肌之间[3]（图 8-24）。

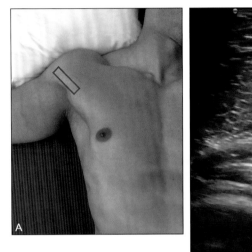
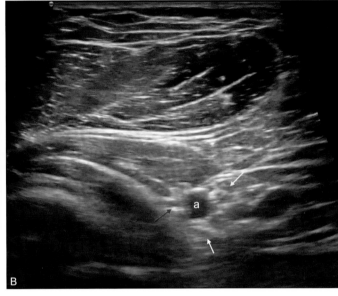

**图 8-23**　在腋前襞的正中神经、尺神经和桡神经。（A）探头放置位置。（B）正中神经（黄色箭头所示）、尺神经（白色箭头所示）和桡神经（红色箭头所示）包绕着腋动脉（白色 a）

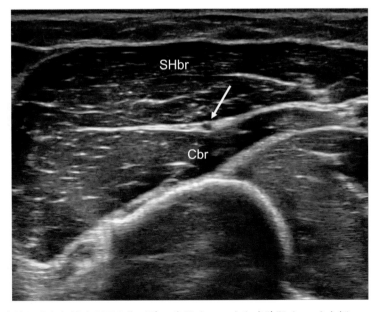

**图 8-24**　可见肌皮神经（白色箭头所示）位于肱二头肌（SHbr）和喙肱肌（Cbr）之间

2. 定位标志：

　　（1）外部：腋前襞。

　　（2）内部：腋动脉是正中神经、尺神经和桡神经的内部定位标志；肱二头肌和喙肱肌是肌皮神经的内部定位标志。

## （三）肘部和前臂区域

### 一）前臂外侧皮神经

1. 探头放置位置 / 患者体位：将探头横向放置在肘前横纹处，以短轴视图显示前臂外侧皮神经（lateral antebrachial cutaneous，LABC）。LABC 位于肱二头肌肌腱远端的外侧，位于头静脉下方或旁边（图 8-25）。向近端追踪 LABC，可见其汇入肌皮神经[8]。

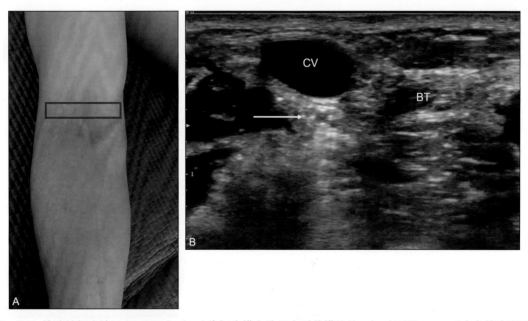

**图 8-25**　前臂外侧皮神经（LABC）。（A）将探头横向放置在肘前横纹处。（B）可见 LABC（白色箭头所示）位于肱二头肌肌腱（BT）远端的外侧、头静脉（CV）的下方或旁边

2. 定位标志：

　　内部：头静脉和肱二头肌肌腱远端。LABC 位于肱二头肌肌腱远端的外侧。

3. 相关解剖：LABC 是肌皮神经的末梢感觉支。它从肌皮神经分出，穿过肘关节近端的深筋膜，走行于肱二头肌肌腱远端的外侧。它沿头静脉走行，并在远端分支为腹侧支和背侧支，支配前臂的外侧和后侧直至腕部的区域。

4. 应记住的要点：由于靠近头静脉和肱二头肌肌腱，LABC 可因头静脉损伤（例如静脉穿刺时）或肱二头肌肌腱远端撕裂而损伤[8]。

## 二）前臂内侧皮神经

1. 探头放置位置 / 患者体位：将探头放置于腋窝的斜矢状轴方向上。前臂内侧皮神经（medial antebrachial cutaneous，MABC）位于腋动脉和静脉的上方，靠近尺神经和正中神经（图 8-26）。MABC 在肱肌和肱三头肌之间与贵要静脉伴行至远端[8]（图 8-27）。

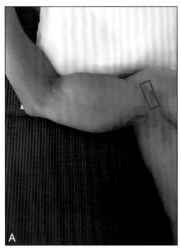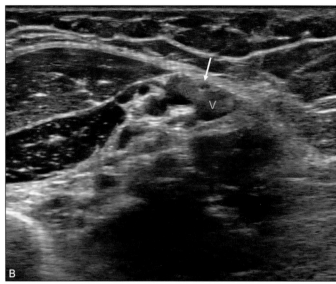

图 8-26　前臂内侧皮神经（MABC）。（A）将探头放置于腋窝的斜矢状轴方向上。（B）MABC（白色箭头所示）位于腋动脉（红色 A）和静脉（蓝色 V）的上方

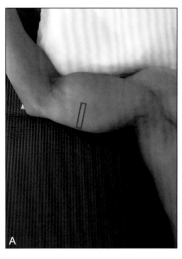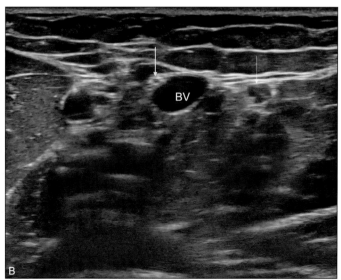

图 8-27　在上臂中部水平，前臂内侧皮神经（MABC）与贵要静脉伴行至远端。（A）探头放置位置。（B）MABC（黄色箭头所示）与贵要静脉（BV）和尺神经（白色箭头所示）

2. 定位标志：腋窝的腋动脉；上臂的贵要静脉。

3. 相关解剖：MABC 发自臂丛内侧束，穿过臂筋膜，沿肱动脉尺侧和贵要静脉走行。

### 三）前臂后皮神经

1. 探头放置位置 / 患者体位：将探头以短轴方向放置于上臂中部后方。可见桡神经位于肱三头肌外侧头下方。沿着桡神经向远端扫描，可见前臂后皮神经（posterior antebrachial cutaneous, PABC）离开桡神经且其可见于皮下 [8]（图 8-28）。

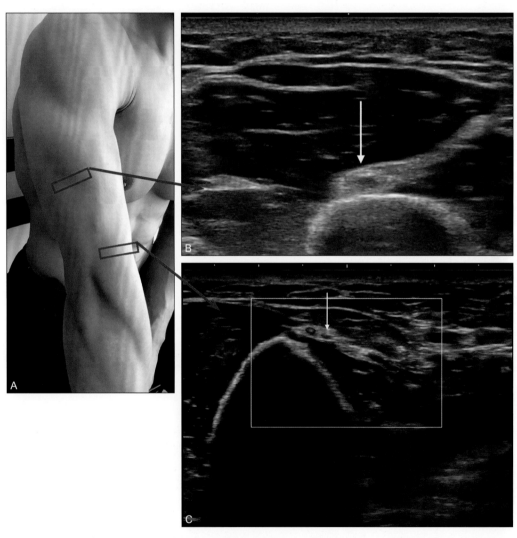

**图 8-28**　前臂后皮神经（PABC）。将探头以短轴方向放置于上臂中部后方，以显示桡神经。沿桡神经向远端扫描，可显示 PABC 离开桡神经后向外侧和表浅部走行。（B）桡神经（白色箭头所示）可见于肱三头肌外侧头下方。（C）PABC（白色箭头所示）与肱骨外上髁距离很近。可见伴行的血管（红色区域）

2. 定位标志：桡神经和肱三头肌外侧头。

3. 相关解剖：PABC 是桡神经的一个分支，它在螺旋沟出口处从桡神经主干分出。PABC 在肱三头肌外侧头和肱肌之间下行，然后从皮下出现，分出前支和后支，支配前臂的后外侧。

4. 应记住的要点：PABC 非常靠近肱骨外上髁。慢性肱骨外上髁炎或顽固性外上髁炎时应检查 PABC[8]。

## 四）尺神经

1. 探头放置位置 / 患者体位：将探头以短轴方向跨越肱骨内侧髁和尺骨鹰嘴放置于肘内侧尺神经上方（图 8-29 ）。尺神经靠近肱骨内上髁这一骨性标志。尺神经可向近端追踪到其位于肱三头肌内侧正上方，向远端到肘管的尺侧腕屈肌（ flexor carpi ulnaris, FCU ）的两个头之间（见图 3-19 和 3-20 ）。

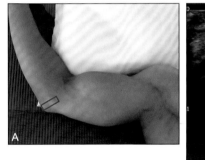
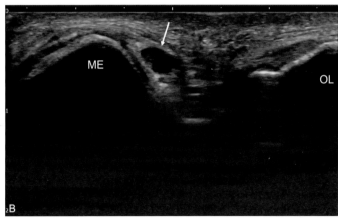

图 8-29　尺神经。( A ) 将探头以短轴方向跨越肱骨内上髁和尺骨鹰嘴放置于肘内侧尺神经上。( B ) 尺神经（白色箭头所示）的短轴视图超声图像，可见肱骨内上髁（ ME ）和尺骨鹰嘴（ OL ）

2. 定位标志：肱骨内上髁和尺骨鹰嘴作为骨性标志。扫描肘管内向远端走行至肱骨内上髁处的尺神经时，FCU 的两个头是内部标志。

3. 相关解剖：尺神经沿着上臂的内侧走行，当它接近肱骨内上髁的后部时，它在肱三头肌内侧的上方。肱三头肌内侧筋膜和肌间隔形成 Osborne 筋膜，在肱骨内上髁近端覆盖尺神经。在肱骨内上髁的远端，尺神经被弓形韧带覆盖，后者在 FCU 肌腱的肱骨头和尺骨头之间并形成肘管的顶部[9]。

4. 应记住的要点：应在屈肘 60° ~ 70° 时扫描尺神经。不建议在屈肘 90° 或 90° 以上时扫描尺神经，因为据报道，20% 的无症状人群可能有尺神经脱位，在屈肘 90° 时，尺神经可能位于肱骨内上髁的顶点或内上髁的前方[10]。

## 五）桡神经及其分支

1. 探头放置位置 / 患者体位：将探头以短轴方向放置于肘前横纹的桡侧端。桡神经位于肱肌和肱桡肌之间。桡神经向远端走行，分为桡神经浅支和深支（图 8-30）。

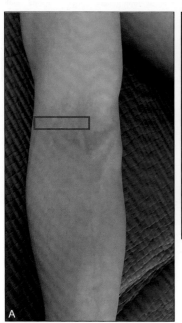
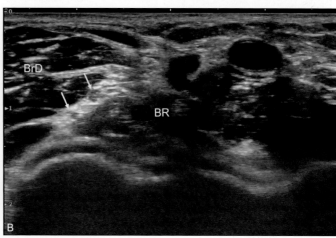

图 8-30　桡神经。（A）将探头以短轴方向放置于肘前横纹的桡侧端。（B）可见桡神经位于肱肌（BR）和肱桡肌（BrD）之间。图像中还可见桡神经浅支（黄色箭头所示）和桡神经深支（白色箭头所示）

　　桡神经浅支从桡神经内侧分出并在肱桡肌下方向下走行。约在鼻烟壶的近端 10 cm 处，桡神经浅支在远端穿过桡侧腕长伸肌和肱桡肌腱之间的前臂筋膜，然后分布到手的桡-背侧，给手的桡-背侧直到第四个手指桡侧发出感觉神经支配[8]（图 8-31）。

　　桡神经深支穿过旋后肌的两个头之间的 Frohse 弓向背侧走行，成为骨间后神经，支配其他腕伸肌（图 8-32）。

2. 定位标志：以肱肌和肱桡肌定位桡神经位于肘前横纹处的主干；以旋后肌两个头定位桡神经深支。

3. 相关解剖：桡神经主干在肘部分支为两支：桡神经浅支从主干内侧发出；桡神经深支进入 Frohse 弓，穿过旋后肌两个头后成为骨间后神经。桡神经深支在进入 Frohse 弓之前为旋后肌和桡侧腕短伸肌提供运动神经支配。骨间后神经为桡侧腕长伸肌之外的其他伸腕肌肉提供神经支配。骨间后神经在远端为背侧腕关节囊提供感觉支配。

4. 应记住的要点：在疑似桡管综合征的病例中，应在短轴视图和长轴视图中检查桡神经进入旋后肌腱弓的位置。如果桡神经在进入 Frohse 弓处存在沙漏型畸形或局部狭窄，则显然存在局部受压。局部神经病变的其他原因包括：腱鞘囊肿、软组织肿块或其他占位性病变。

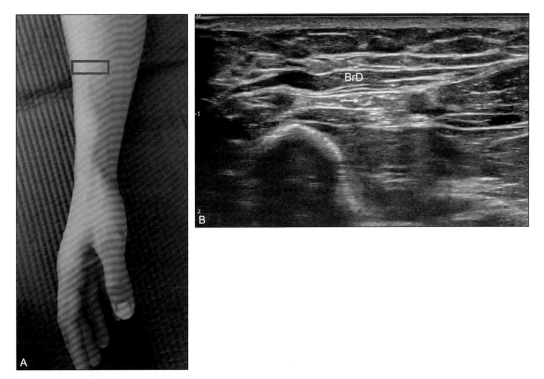

**图 8-31**　桡神经浅支。（A）探头放置位置。（B）桡神经浅支（黄色箭头所示）和覆盖其上的肱桡肌（BrD）

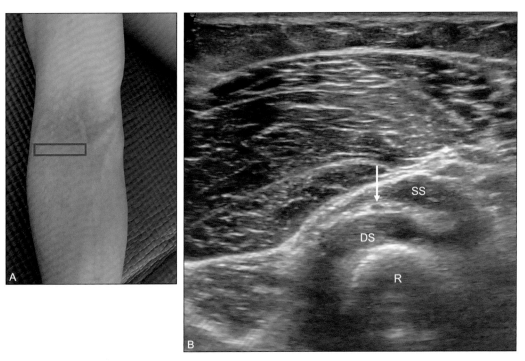

**图 8-32**　桡神经深支。（A）探头放置位置。（B）桡神经深支（箭头所示）位于旋后肌的浅头（SS）和深头（DS）之间（R：桡骨）

## 六）正中神经和骨间前神经

1. 探头放置位置 / 患者体位：将探头以短轴方向放置于肘前横纹的前内侧。可见正中神经位于肱肌和旋前圆肌之间，并在肱动脉内侧（图 8-33）。沿正中神经向远端扫描，可见其走行于旋前圆肌的肱骨头和尺骨头之间。肱动脉在此处分为桡动脉和尺动脉，而尺动脉位于旋前圆肌尺骨头深方，正中神经位于尺动脉内侧。在前臂中部，正中神经离开尺动脉，在指深屈肌（flexor digitorum profundus, FDP）和指浅屈肌（flexor digitorum superficialis, FDS）之间的筋膜平面上走行，在那里正中神经容易定位[9]（图 8-34）。

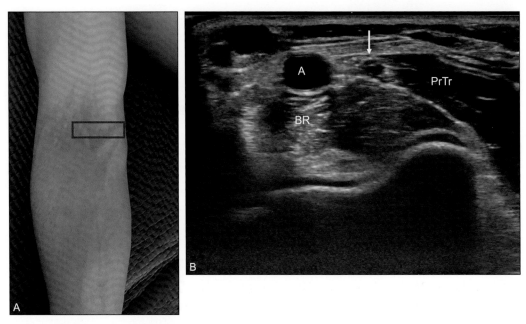

**图 8-33** 正中神经。（A）将探头以短轴方向放置于肘前横纹的前内侧。（B）可见正中神经（白色箭头所示）位于肱肌（BR）和旋前圆肌（PrTr）之间，在肱动脉（白色的 A）内侧

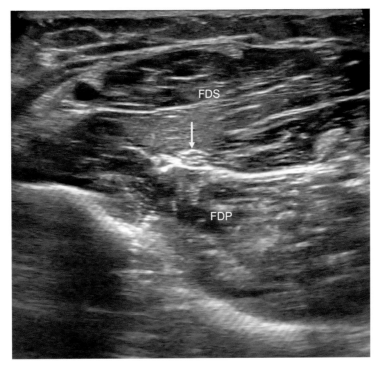

**图 8-34**　正中神经（黄色箭头所示）在指深屈肌（FDP）和指浅屈肌（FDS）之间的筋膜平面

　　骨间前神经（anterior interosseous nerve, AIN）的分支方式存在变异。在旋前圆肌的近端或远端，AIN 可以从正中神经主干的后侧面到后内侧面之间分出[11]。

2. 定位标志：肱动脉、肱肌和旋前圆肌可用于在肘前侧定位正中神经。

3. 相关解剖：除尺侧腕屈肌（FCU）和指深屈肌尺侧外，正中神经支配其他所有的前臂屈肌，对前臂没有感觉神经支配。AIN 在肘部水平从正中神经的后部发出，其分支具有不同的方式——其分支可能位于旋前圆肌的近端或远端。AIN 在远端位于外侧的拇长屈肌和内侧的指深屈肌之间，为这些肌肉提供运动神经支配。AIN 沿着骨间前动脉走行，走行于骨间膜的前面，向旋前方肌远端提供运动神经支配，向掌侧腕关节囊提供感觉神经支配[11]。

4. 应记住的要点：AIN 可被旋前圆肌的纤维弓、指浅屈肌的纤维弓和 Gantzer 肌压迫（当上述结构的肥大位于 AIN 前方时）。正中神经可被 Struthers 韧带压迫[9,11]。

## （四）手腕、手和手指

### 一）正中神经

1. 探头放置位置 / 患者体位：将探头以短轴方向放置，以豌豆骨作为内部定位标志。在腕管可见正中神经和九束肌腱，其中有四束肌腱来自于指深屈肌，四束肌腱来自于指浅屈肌，一束肌腱来自拇长屈肌（图 8-35 ）。

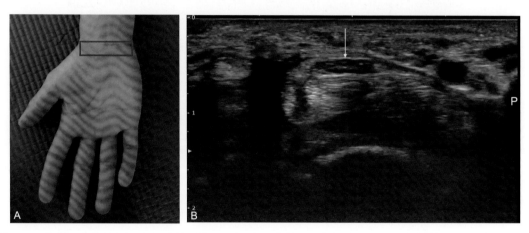

图 8-35　腕部正中神经。（ A ）探头放置位置。（ B ）正中神经（白色箭头所示）的短轴视图超声图像，以豌豆骨（ P ）为内部定位标志

2. 定位标志：
   （ 1 ）外部：豌豆骨。
   （ 2 ）内部：豌豆骨、舟骨、屈肌支持带和屈肌肌腱。在豌豆骨 - 舟骨水平，正中神经的平均横截面积为 9 mm$^{2[12]}$。
3. 相关解剖：正中神经通过纤维 - 骨隧道或腕管进入手部。腕管的顶部由屈肌支持带构成，底部由腕骨构成。
4. 应记住的要点：倾斜探头会使腕管的肌腱在一个方向上变暗，而在另一个方向上变亮，因为肌腱会表现出更明显的各向异性。这个操作将有助于区分肌腱和神经，因为神经是低回声的，不易产生各向异性伪像。

## 二）正中神经的掌皮支

1. 探头放置位置 / 患者体位：正中神经定位于腕管区，向近侧可追踪至前臂远端水平（腕横纹近端约 5 cm 处）。在前臂远端，正中神经的掌皮支从正中神经分出，向远端走行进入手掌，经过屈肌支持带的表面和桡侧腕屈肌（flexor carpi radialis, FCR）肌腱的内侧（图 8-36）。

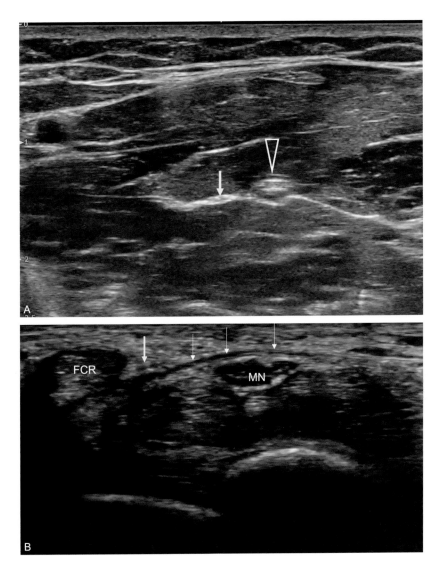

**图 8-36** （ A ）正中神经的掌皮支（黄色箭头所示）在前臂远端从正中神经（白色三角形所示）分出。（ B ）正中神经的掌皮支（黄色箭头所示）经过屈肌支持带（白色箭头所示）表面和桡侧腕屈肌（FCR）肌腱的内侧（ MN：正中神经）

2. 定位标志：腕管正中神经和桡侧腕屈肌肌腱。
3. 相关解剖：正中神经的掌皮支起源于正中神经的桡侧边缘，为手掌桡侧的皮肤提供感觉神经支配[9]。分叉后，它与正中神经伴行 2～3 cm，然后沿桡侧腕屈肌腱的尺侧下行。

### 三）尺神经

1. 探头放置位置 / 患者体位：将探头以短轴方向放置在豌豆骨水平。尺神经直接可见于豌豆骨的桡侧。尺动脉可见于尺神经的桡侧（图 8-37 ）。

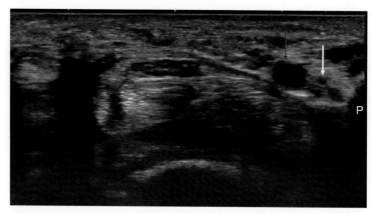

**图 8-37**　腕部的尺神经（白色箭头所示）及其桡侧的尺动脉（红色箭头所示），以豌豆骨（P）为外部定位标志

2. 定位标志：
   （1）外部定位标志：豌豆骨。
   （2）内部定位标志：尺动脉。
3. 相关解剖：尺神经和尺动脉、尺静脉一起经 Guyon 管进入手部。Guyon 管是由内侧的豌豆骨和外侧的钩骨钩组成。其底部由屈肌支持带构成，顶部由腕掌侧韧带和掌短肌形成 [9]。

## 四）尺神经的背侧皮神经

1. 探头放置位置 / 患者体位：将探头横向放置在前臂远端 1/3 的掌 - 尺侧，以定位位于尺侧腕屈肌（FCU）之下的尺神经。向尺神经远端追踪，在尺骨头远端的近侧约 6 cm 处可以看到尺神经的背侧皮神经从尺神经的内侧分出[8]（图 8-38）。

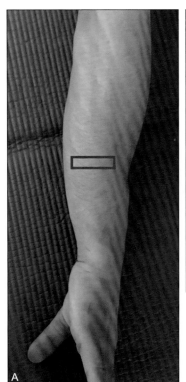
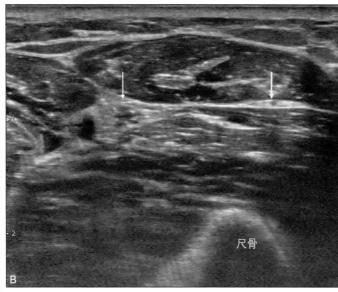

**图 8-38** 尺神经的背侧皮神经。（A）将探头横向放置在前臂远端 1/3 的掌 - 尺侧，以定位位于尺侧腕屈肌（FCU）之下的尺神经。（B）尺神经的背侧皮神经（黄色箭头所示）从尺神经（白色箭头所示）的内侧分出

2. 定位标志：前臂远端 1/3 处的尺神经和尺侧腕屈肌（FCU）。
3. 相关解剖：尺神经的背侧皮神经从尺神经发出，向远端走行，穿过深筋膜向背侧下行，支配手的尺背侧、第五指的背侧和第四指的尺背侧皮肤。

## 五）指神经

1. 探头放置位置／患者体位：将探头以短轴方向放置于手指的掌侧。指掌侧固有神经和血管束以及桡侧、尺侧指神经和血管束可见于屈肌腱的两侧（图 8-39）。
2. 定位标志：彩色多普勒超声可显示血管与指神经伴行。
3. 应记住的要点：当指神经从正中神经和尺神经分支成更小的指支时，可以从近端到远端进行扫描。

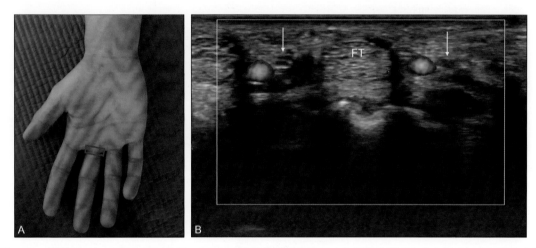

**图 8-39** 指神经。（A）探头放置位置。（B）可见指掌侧固有神经（白色箭头所示）和血管（红色区域）束位于屈肌腱（FT）的两侧

# 二、下肢神经

## （一）髋部和骨盆区域

### 一）股外侧皮神经

1. 探头 / 患者位置：将探头放置于髂前上棘（anterior superior iliac spine, ASIS）处，以显示股外侧皮神经（lateral femoral cutaneous nerve, LFCN）（图 8-40）。LFCN 经过腹股沟韧带下方，沿着缝匠肌前外侧向远端走行，分为前支和后支[8]（图 8-41）。

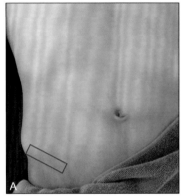
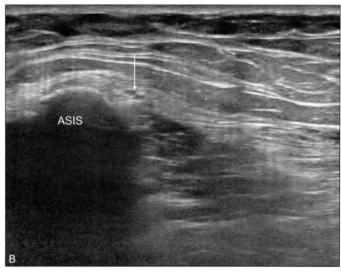

图 8-40 股外侧皮神经（LFCN）。（A）探头放置位置。（B）LFCN（白色箭头所示）位于髂前上棘（ASIS）内侧

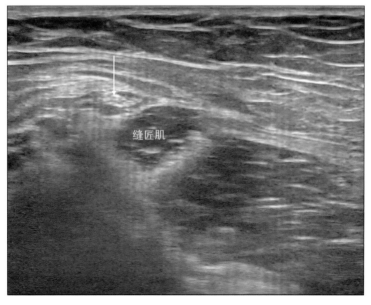

图 8-41 股外侧皮神经（LFCN）（白色箭头所示）在腹股沟韧带的稍远端，此处可见 LFCN 覆盖在缝匠肌上

2. 定位标志：

（1）内部定位标志：腹股沟韧带和缝匠肌。

（2）外部：髂前上棘（ASIS）。

3. 相关解剖：LFCN 发自腰丛神经以及 L2 和 L3 脊神经。在到达 ASIS 内侧之前，LFCN 在髂肌的下外侧走行。LFCN 在腹股沟韧带下走行于髂筋膜和阔筋膜两个筋膜平面之间。随后 LFCN 在缝匠肌前外侧的脂肪室中走行[8]。LFCN 为大腿前外侧皮肤提供感觉神经支配。

4. 应记住的要点：LFCN 是一个非常小的神经，可能需要 18～20 兆赫（MHz）频率范围的高频探头。

二）髂腹股沟神经和髂腹下神经

1. 探头放置位置 / 患者体位：将探头以垂直于髂嵴的方向放置于髂前上棘（ASIS）近端 5 cm 的水平，并使探头的外侧端靠在髂嵴上。在腹横肌和腹内斜肌之间，可见髂腹股沟神经位于髂嵴内侧，髂腹下神经位于髂腹股沟神经内侧 1 cm 处[4,13]（图 8-42）。

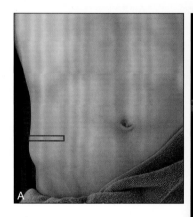
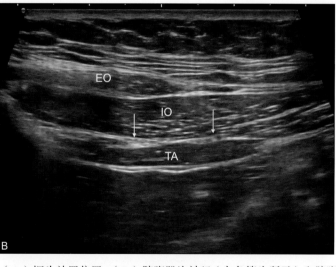

**图 8-42**　髂腹股沟神经和髂腹下神经。（A）探头放置位置。（B）髂腹股沟神经（白色箭头所示）和髂腹下神经（黄色箭头所示）位于腹横肌（TA）和腹内斜肌（IO）之间（EO：腹外斜肌）

2. 定位：

（1）外部定位标志：ASIS。

（2）内部定位标志：腹外斜肌、腹内斜肌和腹横肌。

3. 相关解剖：髂腹股沟神经和髂腹下神经发自 L1 脊神经根的前支。髂腹股沟神经为大腿内上侧皮肤提供神经支配。在男性，髂腹股沟神经为阴囊前 1/3 和阴茎根部的皮肤提供神经支配。在女性中，髂腹股沟神经为大阴唇的前 1/3 和阴蒂根部的皮肤提供神经支配。髂腹股沟神经发出运动支到腹内斜肌和腹横肌。髂腹下神经为臀后外侧区和耻骨区的皮肤提供神经支配。

4. 应记住的要点：在 20% 的人群中，髂腹股沟神经与髂腹下神经形成同一主干 [14]。

## 三）阴部神经

1. 探头放置位置 / 患者体位：将探头以短轴方向放置于坐骨小切迹水平。阴部神经覆盖在坐骨上的闭孔内肌的曲线上 [4]（图 8-43）。

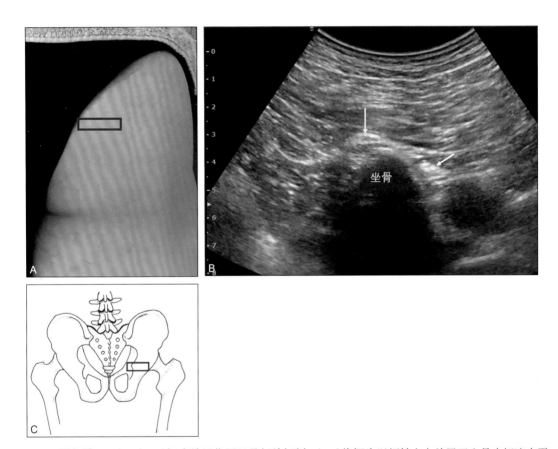

**图 8-43** 阴部神经。（A 和 C）探头放置位置以及相关解剖。（B）将探头以短轴方向放置于坐骨小切迹水平。阴部神经（黄色箭头所示）覆盖在坐骨上的闭孔内肌的曲线上。同时可见坐骨神经（白色箭头所示）

2. 定位标志：以坐骨棘定位坐骨小切迹水平；以坐骨上方闭孔内肌的曲线作为内部标志。
3. 相关解剖：阴部神经起自骶丛前支的 S2、S3 和 S4 神经根，是会阴部的神经。

## 四）股神经和隐神经

1. 探头放置位置／患者体位：将探头沿腹股沟韧带放置，无回声的搏动结构为股动脉（图 8-44）。股神经位于股动脉外侧，呈高回声的三角形结构。

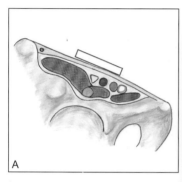

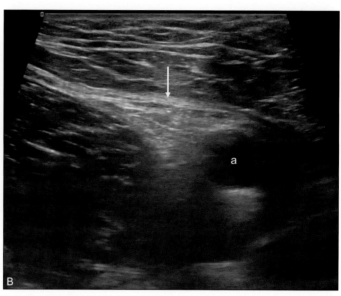

**图 8-44**　股神经。（A）探头放置位置以及相关解剖。（B）股神经（白色箭头所示）和股动脉（白色 a）

　　探查隐神经时，将探头以短轴方向放置于股三角区域，可见隐神经与股动脉伴行并在缝匠肌深方、股内侧肌的内侧和长收肌的浅方[15]（图 8-45）。

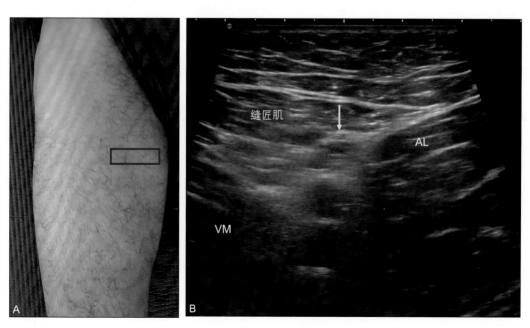

**图 8-45**　隐神经位于股三角区域。（A）探头放置位置。（B）隐神经（黄色箭头所示）与股动脉（红色 A）伴行并在缝匠肌深方、股内侧肌（VM）内侧和长收肌（AL）浅方

2. 定位标志：在腹股沟管内找到股动脉以定位股神经；在股三角内找到股动脉、缝匠肌、股内侧肌和长收肌以定位隐神经。

3. 相关解剖：股神经穿过腹股沟韧带下方后出骨盆进入大腿前侧间室。股神经在腹股沟韧带远方 2 ~ 3 cm 处分为运动支和感觉支。股神经的感觉支是隐神经，为大腿前内侧、膝前内侧和小腿内侧的皮肤提供神经支配[15]。

## 五）闭孔神经

1. 探头放置位置 / 患者体位：将探头沿着腹股沟韧带放置在股动脉内侧和耻骨肌上方，使探头朝向上方且背面倾斜。闭孔神经位于上方的耻骨肌和下方的闭孔外肌之间（图 8-46 ）。

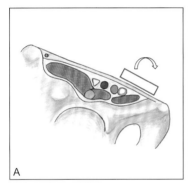
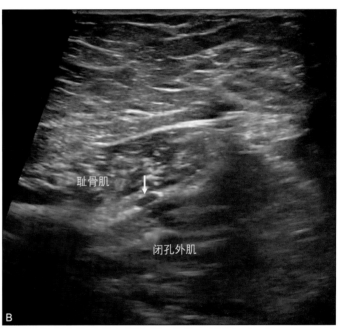

**图 8-46**　闭孔神经。将探头沿着腹股沟韧带放置于股动脉内侧和耻骨肌上方，使探头朝向上方且背面倾斜。（ B ）闭孔神经（白色箭头所示）位于上方的耻骨肌和下方的闭孔外肌之间

　　然后将探头向远端移动，显示闭孔神经的前后分支。将探头沿短轴方向放置，不做任何倾斜，因为闭孔神经分支在内收肌群之间的前方。在短轴视图中，闭孔神经前支可见于长收肌和短收肌之间，后支可见于短收肌和大收肌之间（图 8-47）。

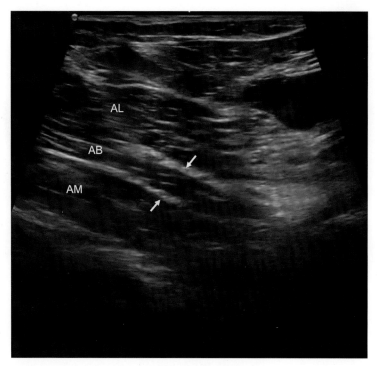

**图 8-47**　闭孔神经的前支（白色箭头所示）和后支（黄色箭头所示）位于［长收肌（AL）、短收肌（AB）和大收肌（AM）］等内收肌群之间

2. 定位标志：
　　（1）外部：腹股沟韧带和股动脉。
　　（2）内部：耻骨肌、闭孔外肌、耻骨上下支；长收肌、短收肌和大收肌用于定位闭孔神经的前支和后支。
3. 相关解剖：闭孔神经发自 L2～L4，通过闭孔进入大腿。闭孔神经前支为长收肌、短收肌和股薄肌提供神经支配。闭孔神经后支为短收肌、大收肌和闭孔外肌提供支配。

六）坐骨神经

1. 探头放置位置 / 患者体位：将探头沿梨状肌放置，可见梨状肌肌腹下的高回声的坐骨神经（图 8-48）。然后将探头向远端移动，以显示位于股方肌上的坐骨神经（图 8-49）。
2. 定位标志：
　　（1）外部：以股骨大转子识别梨状肌的远端，然后沿其内侧找到下方的坐骨神经。
　　（2）内部：以短轴视图观察梨状肌。向远端移动探头，坐骨神经位于坐骨结节外侧、股方肌表面。

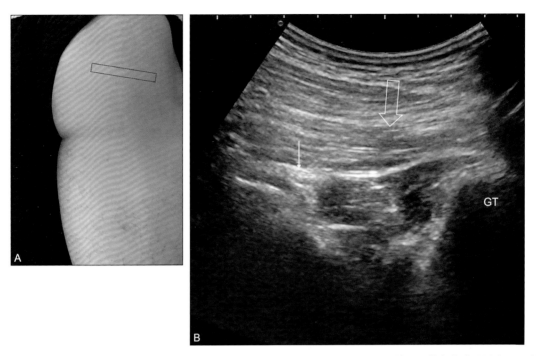

**图 8-48**　坐骨神经。（A）探头放置位置。（B）梨状肌（白色箭头所示）、坐骨神经（黄色箭头所示）和股骨大转子（GT）

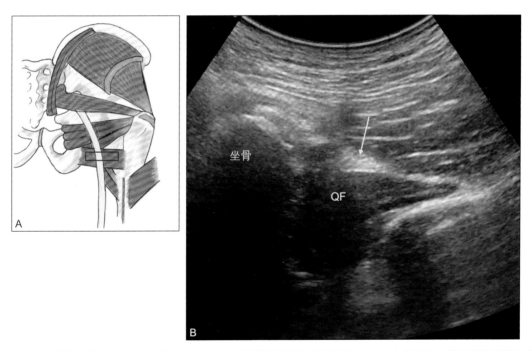

**图 8-49**　坐骨神经位于股方肌上方。（A）探头放置位置以及相关解剖。（B）坐骨神经（黄色箭头所示）位于股方肌（QF）上方

3. 相关解剖：坐骨神经是人体最大的神经，发源于 L4 ~ S3。坐骨神经支配大腿、小腿和足后部的肌肉，并为腿和足部提供除了内侧以外区域的感觉神经支配。

## （二）膝部和小腿区域

### 一）胫神经、腓总神经和它们的分支

1. 探头放置位置 / 患者体位：将探头以短轴方向放置于膝关节后方，可显示高回声的、与腘动脉和腘静脉伴行的坐骨神经。然后沿着坐骨神经向远端追踪，可见到坐骨神经分为胫神经和腓总神经（图 8-50 ）。

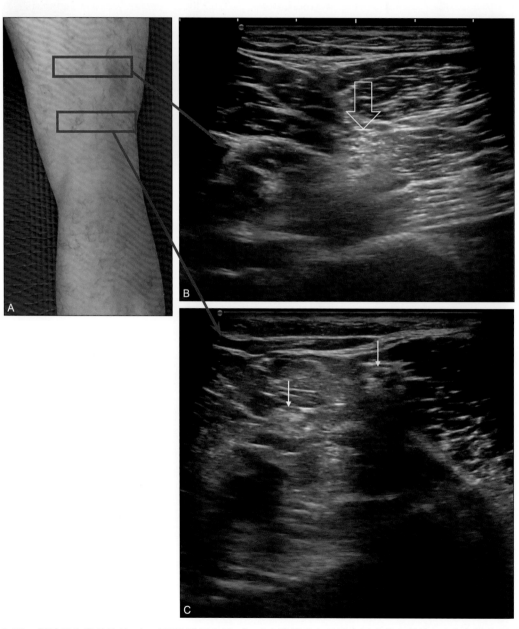

**图 8-50** 胫神经和腓总神经。（A）探头放置位置。（B）在膝部后方显示高回声的坐骨神经（白色箭头所示）。（C）坐骨神经分支为胫神经（白色箭头所示）和腓总神经（黄色箭头所示）

　　胫神经在小腿后部走得很深。腓神经向外侧走行，在绕过腓骨颈时有一个浅出的过程，并分为腓深神经和腓浅神经（图 8-51）。腓浅神经通过腓骨肌之间的深部，为腓骨长肌和腓骨短肌提供运动神经支配。

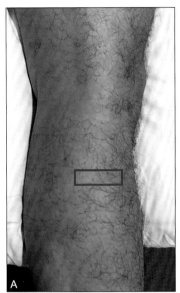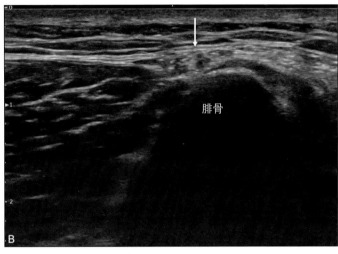

**图 8-51**　腓骨颈处的腓总神经。（A）探头放置位置。（B）腓骨颈处的腓总神经（白色箭头所示）

2. 定位标志：坐骨神经、腘动脉和腘静脉。
3. 相关解剖：坐骨神经在腘窝顶端分为胫神经和腓总神经。
4. 应记住的要点：坐骨神经发出分支的层面存在变异。如果在腘窝顶端未发现坐骨神经干，则可将探头向近端移动以定位坐骨神经主干。

二)腓肠神经

1. 探头放置位置 / 患者体位：将探头以短轴方向放置于小腿后侧跟腱的肌肉肌腱连接处或外踝近侧 14 cm 处。在皮下可见腓肠神经与小隐静脉伴行，且其覆盖跟腱的肌腱部分（图 8-52）。向远端扫描可见腓肠神经分支为较小的感觉支，向近端扫描可见腓肠神经由腓肠内侧皮神经（medial sural cutaneous nerve, MSCN）和腓肠外侧皮神经（lateral sural cutaneous nerve, LSCN）构成。

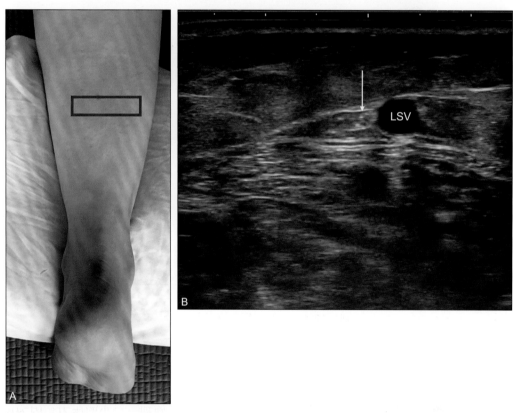

**图 8-52** 腓肠神经。（A）将探头以短轴方向放置于小腿后侧跟腱的肌肉肌腱连接处或外踝近侧 14 cm 处。（B）在皮下可见腓肠神经（白色箭头所示）与小隐静脉（LSV）伴行且其覆盖跟腱的肌腱部分（红色箭头所示）

2. 定位标志：小隐静脉。

3. 相关解剖：腓肠神经由腓肠内侧皮神经（MSCN）和腓肠外侧皮神经（LSCN）组成。MSCN 在腘窝处发自胫神经，LSCN 发自腓总神经（图 8-53）。MSCN 和 LSCN 在小腿中部汇合形成腓肠神经[8,16]。

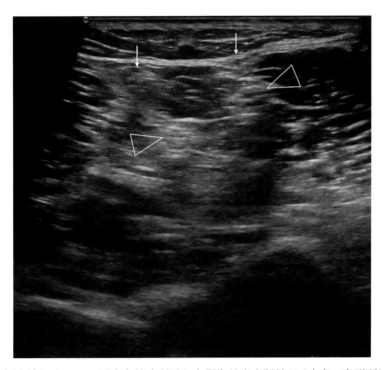

图 8-53　腓肠内侧皮神经（MSCN）（白色箭头所示）在腘窝处发自胫神经（白色三角形所示），腓肠外侧皮神经（LSCN）（黄色箭头所示）发自腓总神经（黄色三角形所示）。MSCN 和 LSCN 在小腿中部汇合形成腓肠神经

4. 应记住的要点：要在远端水平定位腓肠神经，需要向探头施加一个小的压力，因为压力稍大就会使小隐静脉消失；小隐静脉是显示腓肠神经的标志。

## 三）隐神经

1. 探头放置位置 / 患者体位：将探头在收肌管处以短轴方向放置于大腿内侧。隐神经表现为一个高回声结构，在股动脉和静脉旁边，缝匠肌在其上方，股内侧肌在其外侧，长收肌在其深方。将探头沿隐神经向远端扫描，可见其在髌骨的远端内侧发出一个髌下支，以及一条与大隐静脉伴行的、沿着胫骨内侧向下走行至踝的缝匠支[8,16]（图 8-54 ）。

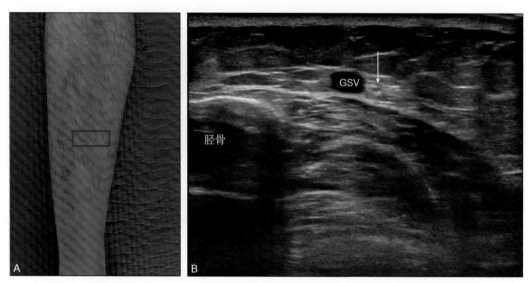

**图 8-54** 小腿远端的隐神经。（A）将探头放置于小腿部胫骨内侧面。（B）隐神经（白色箭头所示）沿胫骨内侧与大隐静脉（GSV）伴行

2. 定位标志：膝关节近端的股动脉和股静脉以及膝关节远端的大隐静脉。
3. 相关解剖：隐神经是股神经的末梢感觉支。
4. 应记住的要点：在远端定位隐神经时，要向探头施加一个非常轻的压力，因为压力稍大就会使大隐静脉不可见，而大隐静脉是显示隐神经的定位标志。

## （三）踝和足部

### 一）腓深神经

1. 探头 / 患者体位：将探头以短轴方向放置于踝前部。腓深神经位于距骨正上方的肌腱深方，与足背动脉伴行（图 8-55）。

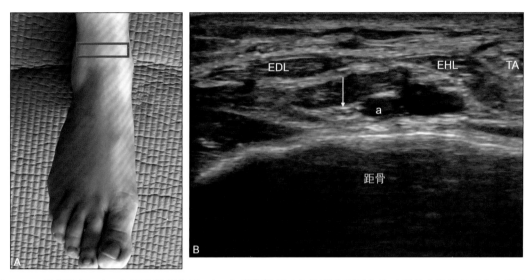

**图 8-55** 腓深神经。（A）探头放置位置。（B）腓深神经（白色箭头所示）位于踝前方肌腱的深方和距骨正上方，与足背动脉（白色 a）伴行（EHL：踇长伸肌；EDL：趾长伸肌；TA：胫骨前肌）

2. 定位标志：足背动脉及其下方的距骨表面。
3. 相关解剖：腓深神经从腓总神经分支后经趾长伸肌（extensor digitorum longus, EDL）深方向远端在小腿骨间膜的前部走行。在足踝处，腓深神经穿过前跗管。由于腓深神经在腓骨颈周围进入前方的拐角更大，比腓浅神经更多地被拴系在腓骨上，因此它更容易受到压迫。

## 二)腓浅感觉神经

1. 探头放置位置 / 患者体位：将探头放置在距外踝 10 ~ 12 cm 的小腿前外侧。腓浅神经位于趾长伸肌（EDL）和腓骨长肌之间[16]（图 8-56）。

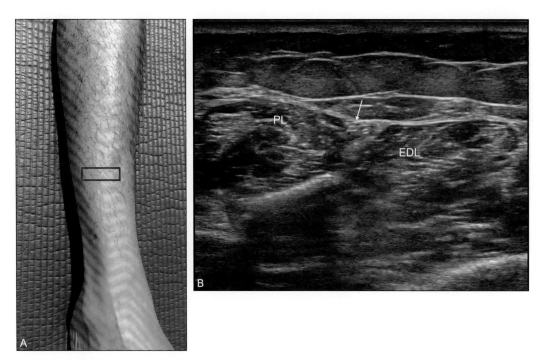

图 8-56　腓浅感觉神经。（A）探头放置位置。（B）腓浅神经（白色箭头所示）位于趾长伸肌（EDL）和腓骨长肌（PL）之间

2. 定位标志：腓骨长肌和趾长伸肌（EDL）。

### 三）踝管处的胫神经及其分支

1. 探头放置位置 / 患者体位：将探头放置于踝关节内侧，并以内踝作为骨性标志在短轴视图下显示踝管内结构。踝关节内侧的胫后神经是与动脉和静脉伴行的高回声结构（图 8-57）。

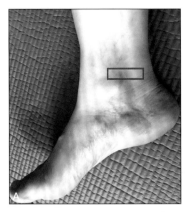
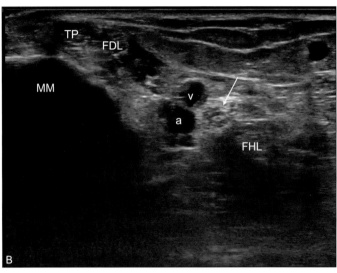

图 8-57　在踝管 / 内踝处的胫神经。（A）探头放置位置。（B）胫后神经（白色箭头所示）是一个与动脉（白色 a）和静脉（v）伴行的高回声结构。还可见胫骨后肌（TP）、趾长屈肌（FDL）、踇长屈肌（FHL）以及作为内部定位标志的内踝（MM）

2. 定位标志：内踝作为内部定位标志。胫神经分为足底内侧支、足底外侧支和跟骨内侧支（图 8-58）。跟骨内侧支从胫神经分支的形式可能存在变异，可能在踝管近端从胫神经分出来[16]。

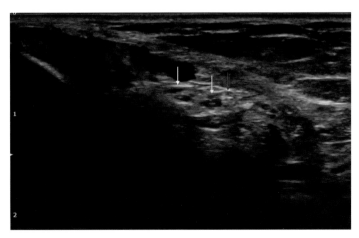

图 8-58　胫神经分为足底内侧支（白色箭头所示）、足底外侧支（黄色箭头所示）和跟骨内侧支（红色箭头所示）

3. 相关解剖：踝管内的结构由前向后依次为：胫骨后肌、趾长屈肌、胫后动脉、胫后神经、胫后静脉和蹈长屈肌（FHL）。胫神经在远端分为足底内侧支、足底外侧支和跟骨内侧支。

4. 应记住的要点：胫后神经的分支方式有很大的变异[17]。

## 四）足底内侧神经

1. 探头放置位置/患者体位：将探头放置于踝关节内侧以定位胫神经，然后沿着胫神经的远端走行定位足底内侧神经。在足内侧，足底内侧神经位于蹈展肌和 Henry 结［趾长屈肌和蹈长屈肌（FHL）交叉点］（图 8-59）之间。在足跖侧，在蹈短屈肌和跖方肌之间可见与足底内侧动脉伴行的足底内侧神经[15-16]。

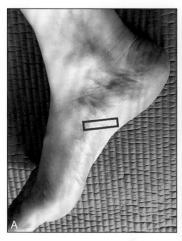
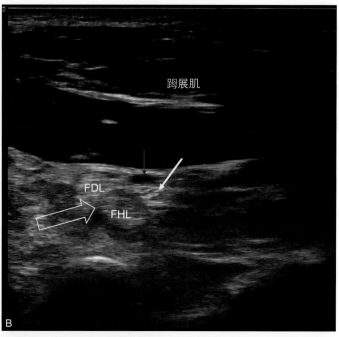

**图 8-59**　足底内侧神经。（A）探头放置位置。（B）足底内侧神经（小白色箭头所示）与足底内侧动脉伴行（红色箭头所示），位于蹈展肌和 Henry 结［趾长屈肌（FDL）和蹈长屈肌（FHL）交叉点（大白色箭头所示）］之间

2. 定位标志：足底内侧动脉。

3. 相关解剖：足底内侧神经为趾短屈肌、蹈短屈肌、蹈展肌和内侧蚓状肌提供运动支配，并为足底和足趾内侧皮肤提供感觉神经支配。

五）足底外侧神经

1. 探头放置位置 / 患者体位：将探头放置于踝关节内侧以定位胫神经，然后向远端走行定位足底外侧神经。足底外侧神经和足底外侧神经的第一分支（即 Baxter 神经）通过姆展肌声窗可以最清楚地被显示（图 8-60 和 8-61）。

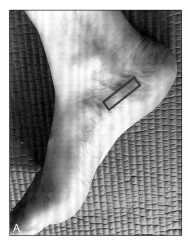
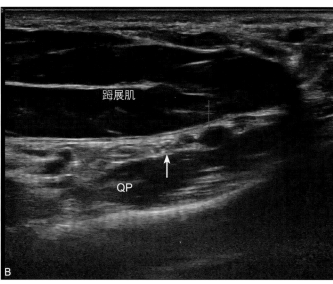

**图 8-60**　足底外侧神经。（A）探头放置位置。（B）足底外侧神经（白色箭头所示）、足底外侧动脉（红色箭头所示）和跖方肌（QP）

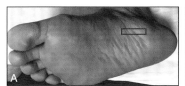
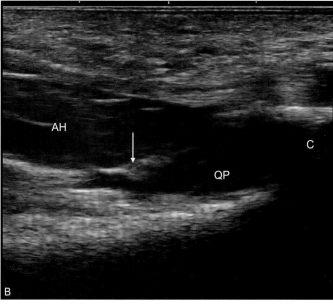

**图 8-61**　足底外侧神经的第一分支（即 Baxter 神经）。（A）探头放置位置。（B）Baxter 神经（白色箭头所示）位于姆展肌（AH）和跖方肌（QP）之间（C：跟骨）

2. 定位标志：足底外侧动脉。

3. 相关解剖：足底外侧神经的运动支为所有除了足底内侧神经支配的肌肉以外的足内在肌提供神经支配。足底外侧神经与足底外侧动脉伴行，从内侧走行至外侧。在足跖侧，足底外侧神经位于趾短屈肌和跖方肌之间。足底外侧神经的第一分支（或跟骨下神经或Baxter 神经）从足底外侧神经发出后，在踇展肌和跖方肌之间穿过。它会向外侧走行，从跟骨内侧结节的前部和趾短肌 - 腱膜复合体之间穿过 [16,18]。

4. 应记住的要点：由于足跟的足底皮肤比较厚，且足底外侧神经的第一分支很细小，直径在 1～2 mm 之间，其显示很困难 [15,18]。踇展肌肌肉是显示足底外侧神经及其第一分支的良好声窗。

六）趾神经

1. 探头放置位置 / 患者体位：将探头以短轴方向放置于趾骨间隙。趾神经显示为与跖骨两侧
　 动脉和静脉伴行的高回声结构（图 8-62）。

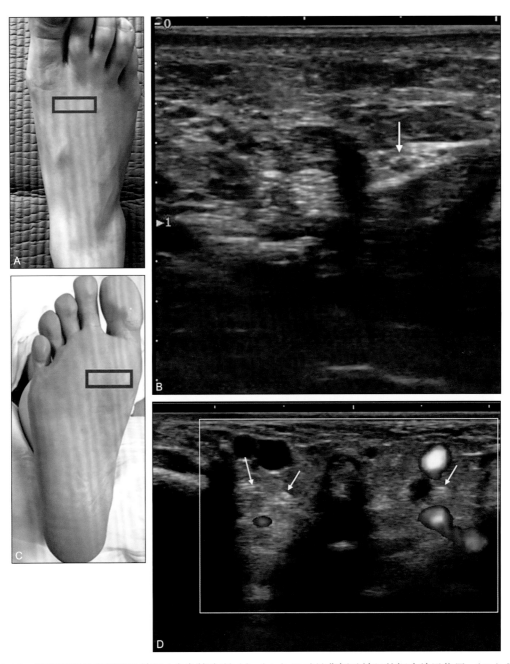

**图 8-62**　足背侧和足跖侧的趾神经（白色箭头所示）。（A）显示足背侧趾神经的探头放置位置。（B）足背
侧趾神经（白色箭头所示）。（C）显示足跖侧趾神经的探头放置位置。（D）足跖侧趾神经（白色箭头所示）（红
色区域：血管）

2. 定位标志：趾动脉和静脉。

3. 相关解剖：趾神经起源于足底内侧或外侧神经。

# 参考文献

1. Simoni P, Ghassemi M, Le VD, Boitsios G. Ultrasound of the normal brachial plexus. *J Belg Soc Radiol*. 2017; 101(suppl 2): 20.

2. Lapegue F, Faruch-Bilfeld M, Demondion X, et al. Ultrasonography of the brachial plexus, normal appearance and practical applications. *Diagn Interv Imaging*. 2014; 95(3): 259-275.

3. Baute V, Strakowski JA, Reynolds JW, et al. Neuromuscular ultrasound of the brachial plexus: a standardized approach. *Muscle Nerve*. 2018; 58(5): 618-624.

4. Gruber H, Loizides A, Moriggl B, eds. *Sonographic Peripheral Nerve Topography: A Landmark-Based Algorithm*. Cham, Switzerland: Springer Nature Switzerland AG; 2019.

5. Gray H. *Anatomy of the Human Body*. 20th ed. Philadelphia, PA: Lea & Febiger; 1918.

6. Tawfik EA. Sonographic characteristics of the facial nerve in healthy volunteers. *Muscle Nerve*. 2015; 52(5): 767-771.

7. Faruch Bilfeld M, Lapègue F, Sans N, Chiavassa Gandois H, Laumonerie P, Larbi A. Ultrasonography study of the suprascapular nerve. *Diagn Interv Imaging*. 2017; 98(12): 873-879.

8. Chang KV, Mezian K, Naňka O, et al. Ultrasound imaging for the cutaneous nerves of the extremities and relevant entrapment syndromes: from anatomy to clinical implications. *J Clin Med*. 2018; 7(11).

9. Brown JM, Yablon CM, Morag Y, Brandon CJ, Jacobson JA. US of the peripheral nerves of the upper extremity: a landmark approach. *Radiographics*. 2016; 36(2): 452-463.

10. Okamoto M, Abe M, Shirai H, Ueda N. Morphology and dynamics of the ulnar nerve in the cubital tunnel. Observation by ultrasonography. *J Hand Surg Br*. 2000; 25(1): 85-89.

11. Caetano EB, Vieira LA, Sabongi Neto JJ, Caetano MBF, Sabongi RG. Anterior interosseous nerve: anatomical study and clinical implications. *Rev Bras Ortop*. 2018; 53(5): 575-581.

12. Klauser AS, Halpern EJ, De Zordo T, et al. Carpal tunnel syndrome assessment with US: value of additional cross-sectional area measurements of the median nerve in patients versus healthy volunteers. *Radiology*. 2009; 250(1): 171-177.

13. Cho HM, Park DS, Kim DH, Nam HS. Diagnosis of ilioinguinal nerve injury based on electromyography and ultrasonography: a case report. *Ann Rehabil Med*. 2017; 41(4): 705-708.

14. Klaassen Z, Marshall E, Tubbs RS, Louis RG Jr, Wartmann CT, Loukas M. Anatomy of the ilioinguinal and iliohypogastric nerves with observations of their spinal nerve contributions. *Clin Anat*. 2011; 24(4): 454-461.

15. Yablon CM, Hammer MR, Morag Y, Brandon CJ, Fessell DP, Jacobson JA. US of the peripheral nerves of the lower extremity: a landmark approach. *Radiographics*. 2016; 36(2): 464-478.

16. De Maeseneer M, Madani H, Lenchik L, et al. Normal anatomy and compression areas of nerves of the foot and ankle: US and MR imaging with anatomic correlation. *Radiographics*. 2015; 35(5): 1469-1482.

17. Torres AL, Ferreira MC. Study of the anatomy of the tibial nerve and its branches in the distal medial leg. *Acta Ortop Bras*. 2012; 20(3): 157-164.

18. Presley JC, Maida E, Pawlina W, Murthy N, Ryssman DB, Smith J. Sonographic visualization of the first branch of the lateral plantar nerve (Baxter nerve): technique and validation using perineural injections in a cadaveric model. *J Ultrasound Med*. 2013; 32(9): 1643-1652.

# 声　　明

Gina A. Ciavara 博士对本文所列材料不涉及任何财务利益或所有权权益。

Dimitrios Kostopoulos 博士对本文所列材料不涉及任何财务利益或所有权权益。

Kornelia Kulig 博士对本文所列材料不涉及任何财务利益或所有权权益。

Mukund Patel 博士对本文所列材料不涉及任何财务利益或所有权权益。

Mohini Rawat 博士对本文所列材料不涉及任何财务利益或所有权权益。